管疾病中医健康饮食

主编　赵玉斌　孟云辉
郝学增　李志更

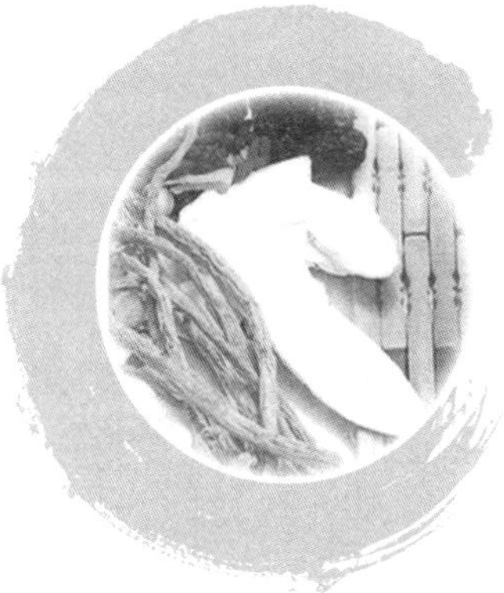

中医古籍出版社
Publishing House of Ancient Chinese Medical Books

图书在版编目（CIP）数据

心血管疾病中医健康饮食 / 赵玉斌等主编 .—北京：中医古籍出版社，2024.7

ISBN 978-7-5152-2195-3

Ⅰ . ①心… Ⅱ . ①赵… Ⅲ . ①心脏血管疾病—中医治疗法—食物疗法 Ⅳ . ① R259.4

中国版本图书馆 CIP 数据核字（2020）第 265813 号

心血管疾病中医健康饮食

赵玉斌　孟云辉　郝学增　李志更　主编

责任编辑　张磊
封面设计　宝蕾元公司
出版发行　中医古籍出版社
社　　址　北京市东城区东直门内南小街 16 号（100700）
电　　话　010-64089446（总编室）010-64002949（发行部）
网　　址　www. zhongyiguji. com. cn
印　　刷　廊坊市靓彩印刷有限公司
开　　本　850mm × 1168mm　1/32
印　　张　9
字　　数　180 千字
版　　次　2024 年 7 月第 1 版　2024 年 7 月第 1 次印刷
书　　号　ISBN 978-7-5152-2195-3
定　　价　39.80 元

《心血管疾病中医健康饮食》

编委会

序

随着社会的发展，生活方式的变化，人类疾病谱发生了改变，冠心病、高血压、慢性心力衰竭等疾病在临床上越来越常见，而且发病年龄越来越趋于年轻化，对于此类疾病的防治迫在眉睫。这些疾病与人们的生活方式息息相关，可以称之为生活方式病。如果改善生活方式，可以延缓疾病的发生发展。但如何养成正常的生活方式？在治疗上不应单纯应用药物控制心血管疾病的危险因素，运动、心理、饮食等综合调控更为重要，是治疗疾病的基石。

俗话说“病从口入”，此类疾病的发生、发展及预后与饮食不节有很大关系，因此健康的饮食越来越受到人们的重视。若饮食得当则有助于疾病的治疗，若饮食不节反而会损害人体健康。《黄帝内经》中记载的“病热少愈，食肉则复”，指的是疾病初愈，若饮食不慎，可致疾病复发，也就是中医所说的“食复”。饮食对于疾病发展的影响，正如《金匮要略》所言，“所食之味，有与病相宜，有与身为害，若得宜则益体，害则成疾”，强调了病中忌口的重要性。

那究竟该如何正确地饮食？中医认为药食同源，食物同中药一样具有四气五味，临床上不仅要辨证施药，还要辨证施膳。应根据患者具体的体质、疾病、证型，制定合理的食疗康复方案，尤其要重视饮食禁忌。首先我们要对食材有所了解，才能组成合理的药膳。因此，我们共同编著了这本食疗手册。书中对常见食材的四气五味、功效、佳品选择、饮食禁忌等内容进行了详细阐述，并收录了部分食谱、验方，还简要列举了如冠心病、高血压、慢性心力衰竭等常见心血管疾病的相关粥谱、菜谱、汤谱、茶谱，以供读者参考。

本书所选食材可能不够全面，大多为北方常见的食材。中国食疗经典书籍有很多，如《饮膳正要》《食疗本草》《饮食须知》《随息居饮食谱》等，而现代营养书目则更是琳琅满目。本书侧重临床实用性，食材的历史文献记载、文化渊源，书中并未收录。所选验方大多由文献报道所得，具体有效率并未统计。若有读者应用后确有其效，请与我们联系，注明姓名、性别、年龄、联系方式、应用方法、用量、使用疗程、有效率，以使我们的工作更加完善。书中若有不妥之处，敬请各位读者斧正。最后，感谢石家庄市中医院，特别是石家庄市人民医院赵玉斌院长对本书出版的支持，感谢各位朋友的指导和帮助，谢谢大家！

2020 年 6 月于石家庄

目录

第一章　正确的饮食观念

第一节　中医饮食结构

《黄帝内经》曰:“五谷为养，五果为助，五畜为益，五菜为充，气味合而服之，以补精益气。”强调饮食结构应以谷物为主，水果、蔬菜、肉类等作为补充。这与《中国居民膳食指南（2016)》不谋而合。所谓平衡膳食，指的是每日膳食中提供的营养素要和身体消耗保持平衡，以保证身体正常生长发育并维持最佳健康状态。《指南》强调饮食应多样化，不仅可以提供足够的营养素，并且能够保持各营养素之间的比例平衡。每日饮食应包括谷薯类、蔬菜水果类、畜禽鱼蛋奶类、大豆坚果类等食物。平均每天摄入12种以上食物，每周25种以上。

谷物的选择建议将粗粮和细粮混合搭配。细粮一般是指精加工的粮食，如精白米、富强粉，而粗粮是指粗加工的粮食，如糙米等。细粮蛋白质含量相对较多，氨基酸比例较为合理，口感好，但膳食纤维损失较多，营养价值下降；而粗粮可提供较多的膳食纤维、B族维生素和矿物质，但口感差，吸收差。两者各有利弊，因此需粗细搭配。糖尿病患者最好吃杂粮饭或整粒煮的杂粮粥，含较多燕麦或杂豆。

餐餐有蔬菜，深色蔬菜应占总蔬菜量的一半。

天天吃新鲜水果，是指新鲜完整的水果，不是果汁。因为即使是鲜榨果汁，在制作过程中也会损失大量的膳食纤维，所以果汁不可代替鲜果。至于果汁饮料、水果罐头、果脯等，往往加入了糖以及其他添加剂，不建议多食。糖尿病、高脂血症患者最好吃生水果，但若消化不良、易腹泻的患者可吃熟水果。食物得天地之气，其性质与气候环境密切相关，“橘生淮南则为橘，生于淮北则为枳”，故而最好选择本地产的。《黄帝内经》言“顺时而食”，水果最好选择当季水果，因为当季水果是最美味、最有营养的。反季水果往往会含有农药、化肥、激素、膨大剂、保鲜剂等，如果清洗不干净，对人体有害。

肉类优先选择鱼类和禽类。吃鸡蛋时不弃蛋黄。少吃肥肉、烟熏和腌制肉制品。注意鸡皮、鸭皮、鹅皮尽量不吃，因为皮中脂肪含量较高。

中国居民平衡膳食宝塔（2016）

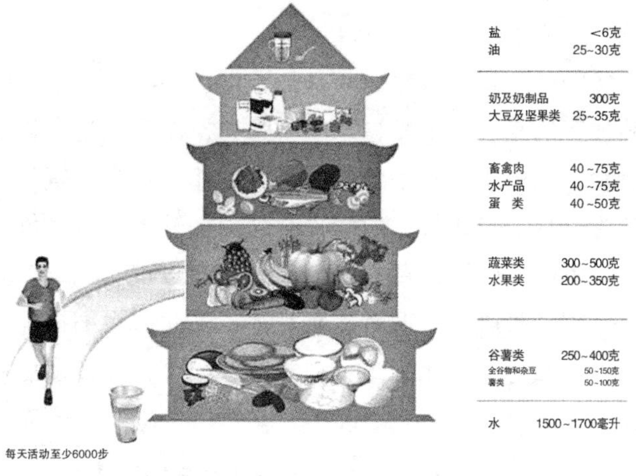
盐 <6克
油 25~30克
奶及奶制品 300克
大豆及坚果类 25~35克
畜禽肉 40~75克
水产品 40~75克
蛋 类 40~50克
蔬菜类 300~500克
水果类 200~350克
谷薯类 250~400克
全谷物和杂豆 50~150克
薯类 50~100克
水 1500~1700毫升
每天活动至少6000步

第二节　饮食习惯

饮食量

《黄帝内经》曰："上古之人，其知道者，法于阴阳，和于术数，食饮有节，起居有常，不妄作劳，故能形与神俱，而尽终其天年，度百岁乃去。"在饮食方面强调应有规律、有节制地安排饮食。饮食量强调七八成饱即可，尤其是劳力性心绞痛、心力衰竭患者。目前推荐比较合理的饮食量早中晚三餐比例为3∶4∶3，尤其夜间不可多食。俗话说"早上要吃好，中午要吃饱，晚上要吃少"。

饮食软硬、凉热

食物宜软硬适度，尤其是有胃病的患者，最好食用经发酵的面食，有助于消化吸收。饮食还应讲究凉热合适，《灵枢·师说》要求"食饮者，热无灼灼，寒无沧沧"，具体如何判断凉热，在《抱朴子》中有形象的描述，"热勿灼唇，冷勿冰齿"。若饮食过热，会损伤消化道黏膜。有研究显示，食道癌的发病与饮食过热密切相关。饮食过于寒凉则易伤胃肠，引起胃痛、腹泻等。

定时进餐

《备急千金要方》曰："善养性者，先饥而食，先渴而饮，食欲数而少，不欲顿而多。"善于修身养性的人懂得在饿之前吃东西，在渴之前饮水。饮食要定时，规律进食，建议少量多餐，糖尿病患者更应该遵循此原则。

饮食卫生

建议最好在家吃饭，可避免摄入劣质油、地沟油，过量的糖、盐、调味剂（味精、鸡精等），以及致癌物质——亚硝酸盐。餐馆中常用的嫩肉粉、腌肉料、酱肉料、蒸肉米粉中均含有亚硝酸盐。

尽量少买熟食，美味的熟食中往往加了食品添加剂。如超市里买回来的鱼丸的确很好吃，但里面有多少肉呢?主要还是淀粉、大豆蛋白、黏稠剂、乳化剂、着色剂、防腐剂等。

有些肉类食物要鲜活，尤其是海鲜类，否则容易导致食物中毒，如螃蟹、鳝鱼等。

尽量不要吃剩菜剩饭。《饮膳正要》有言:“浆老而饭馊不可食”“生料色臭不可用。”现代研究显示，隔夜食物一则微生物易繁殖，二则亚硝酸盐增加。

饮食后注意要用温水漱口，以减少口腔疾患及口臭。

饮食顺序

既往我们的进食顺序为肉类、蔬菜、主食、水果，而按照正确的顺序，应先喝清汤。俗话说“饭前喝汤，苗条健康”，吃饭前喝一碗汤，可增加饱腹感，减少食物的摄入。

食材的烹饪方式

尽量少吃干锅类、干煸类、油炸类、咸蛋黄焗类等菜品，因为这些菜品在烹饪过程中往往需要加入较多的油。

尽量少吃油炸食品，如油条、油饼、炸糕、麻团等。少吃烤制膨化食品，如炸薯片、烤馒头片等。注意馒头片不要烤太黄，因为颜色越深，丙烯酰胺含量就越高，对人体有害。不同的食物采用不同的烹饪方式，蔬菜类最好选择水煮、上汤、清炒等烹饪方式，以减少营养和维生素的流失。对于水果来说，多汁而富含维生素C的水果如草莓、葡萄、西瓜等生吃比较好，但低维生素C、肉厚的水果如苹果、梨等可以熟吃，选择蒸或烤方式。

第三节　食材的选择

根据季节选择食物

《饮膳正要》曰："春气温，宜食麦（小麦）以凉之。夏气热，宜食菽（豆类）以寒之。秋气燥宜食麻（芝麻），以润其燥。冬气寒宜食黍（黄米），以热性治其寒。"《素问·阴阳应象大论》曰："春在味为酸，夏在味为苦，秋在味为辛，冬在味为咸，长夏在味为甘。"《周礼·天官》曰："春发散宜食酸以收敛，夏解缓宜食苦以坚硬，秋收敛吃辛以发散，冬坚实吃咸以和软。"指出春天饮食偏酸，夏天偏苦，秋天宜辛，冬天宜咸。尤其是水果、蔬菜具有一定季节性，在不同季节会有不同水果、蔬菜上市。当令的蔬菜、水果不仅新鲜，而且营养丰富、味道鲜美，因此要根据季节选择当令蔬菜、水果。

根据归经选择食物

根据性味归经的不同，选择不同的食物。归经是指食物对机体某部分具有选择作用，主要对某脏腑或某经络或某几经有显著的作用，而对于其他经络或脏腑作用较小或没有作用。如鸭梨、芹菜同为寒性食物，均有清热作用，但前者偏于清肺热，后者偏于清肝热，各有所长。归心经的食物有百合、桂圆、小麦等，归肝经的食物有枸杞子、黑芝麻等，归脾经的食物有莲子、大枣等，归肺经的食物有枇杷、梨等，归肾经的食物有桑椹、黑豆等。

根据体质选择食物

北京中医药大学王琦教授进行的流行病学研究结果显示，目前中国人有九种体质：平和体质、气郁体质、气虚体质、痰湿体质、湿热体质、血瘀体质、阴虚体质、阳虚体质、特禀体质。根据不同体质选择不同的食材。

平和体质　总体特征：阴阳气血调和，以体态适中、面色红润、精力充沛等为主要表现。形体特征：体形匀称健壮。常见表现有面色、肤色润泽，头发稠密有光泽，目光有神，鼻色明润，嗅觉通利，唇色红润，不易疲劳，精力充沛，耐受寒热，睡眠良好，胃纳佳，二便正常，舌色淡红，苔薄白，脉和缓有力。心理特征：性格随和开朗。发病倾向：平素患病较少。对外界环境适应能力：对自然环境和社会环境适应能力较强。平和体质食物的选择关键在于膳食平衡，形成健康的饮食习惯。

气郁体质　总体特征：气机郁滞，以神情抑郁、忧虑脆弱等气郁症状为主要表现。形体特征：形体瘦者为多。常见表现有神情抑郁，情感脆弱，烦闷不乐，舌淡红，苔薄白，脉弦。心理特征：性格内向不稳定，敏感多虑。发病倾向：易患脏躁、梅核气、百合病及郁证等。对外界环境适应能力：对精神刺激适应能力较差，不适应阴雨天气。可多吃行气解郁的食物，如小麦、海带、萝卜、金橘等。

气虚体质　总体特征：元气不足，以疲乏、气短、自汗等气虚症状为主要表现。形体特征：肌肉松软不实。常见表现有平素语音低弱，气短懒言，容易疲乏，精神不振，易出汗，舌淡红，舌边有齿痕，脉弱。心理特征：性格内向，不喜冒险。发病倾向：容易患反复感冒、亚健康、疲劳综合征等病，病后康复缓慢。对外界环境适应能力：不耐受风、寒、暑、湿邪。平素可多吃益气健脾之品，如黄豆、白扁豆等。

痰湿体质　总体特征：痰湿凝聚，以形体肥胖、腹部肥满、口黏苔腻等痰湿症状为主要表现。形体特征：体形肥胖，腹部肥满松软。常见表现有面部皮肤油脂较多，多汗且黏，胸闷，痰多，口黏腻或甜，喜食肥甘甜黏，苔腻，脉滑。心理特征：性格偏温和、稳重，多善于忍耐。发病倾向：易患消渴、中风、胸痹等病。对外界环境适应能力：对梅雨季节及湿重环境适应能力差。饮食以清淡为主，如冬瓜、萝卜、金橘等，少食甘、油、黏之品。

湿热体质　总体特征：湿热内蕴，以面垢油光、口苦、苔黄腻等湿热症状为主要表现。形体特征：形体中等或偏瘦。常见表现有面垢油光，易生痤疮，口苦口干，身重困倦，大便黏滞不畅或燥结，小便短黄，男性易阴囊潮湿，女性易带下增多，舌质偏红，苔黄腻，脉滑数。心理特征：容易心烦急躁。发病倾向：易患疮疖、黄疸、热淋等病。对外界环境适应能力：对夏末秋初湿热气候，湿重或气温偏高环境较难适应。饮食宜清淡，可多吃些甘寒、甘平的食物，如绿豆、芹菜、黄瓜、冬瓜、藕、西瓜等，少吃辛热食物。

血瘀体质　总体特征：血行不畅，以肤色晦暗、舌质紫黯等血瘀症状为主要表现。形体特征：胖瘦均见。常见表现有肤色晦暗，色素沉着，容易出现瘀斑，口唇黯淡，舌黯或有瘀点，舌下络脉紫黯或增粗，脉涩。心理特征：易烦，健忘。发病倾向：易患癥瘕及痛证、血证等。对外界环境适应能力：不耐受寒邪。可多食活血散结、行气解郁之品，如黑豆、海带、萝卜、山楂等食物。

阴虚体质　总体特征：阴液亏少，以口燥咽干、手足心热等虚热症状为主要表现。形体特征：体形偏瘦。常见表现有手足心热，口燥咽干，鼻微干，喜冷饮，大便干燥，舌红少津，脉细数。心理特征：性情急躁，外向好动，活泼。发病倾向：易患虚劳、失精、不寐等病，感邪易从热化。对外界环境适应能力：耐冬不耐夏，不耐受暑、热、燥邪。宜多吃甘凉滋润的食物，如绿豆、百合等；少吃性温燥烈的食物，如辣椒、韭菜等。

阳虚体质　总体特征：阳气不足，以畏寒怕冷、手足不温等虚寒症状为主要表现。形体特征：肌肉松软不实。常见表现有平素畏冷，手足不温，喜热饮食，精神不振，舌淡胖嫩，脉沉迟。心理特征：性格多沉静、内向。发病倾向：易患痰饮、肿胀、泄泻等病，感邪易从寒化。对外界环境适应能力：耐夏不耐冬，易感风、寒、湿邪。可多吃甘温益气的食物，如葱、姜、蒜、花椒、韭菜、辣椒等；少吃寒凉食物，如黄瓜、藕、梨、西瓜等。

特禀体质　总体特征：先天失常，以生理缺陷、过敏反应等为主要特征表现。形体特征：过敏体质者一般无特殊，先天禀赋异常者或有畸形、生理缺陷。其常见表现，过敏体质者可见哮喘、风团、咽痒、鼻塞、喷嚏等；患遗传性疾病者有垂直遗传、先天性、家族性特征；患胎传性疾病者具有母体影响胎儿个体生长发育及相关疾病特征。心理特征：随禀质不同情况各异。发病倾向：过敏体质者易患哮喘、荨麻疹、花粉症及药物过敏等，遗传性疾病如血友病、先天愚型等，胎传性疾病如五迟（立迟、行迟、发迟、齿迟和语迟）、五软（头软、项软、手足软、肌肉软、口软）、解颅、胎惊等。对外界环境适应能力：适应能力差，如过敏体质者对易敏季节适应能力差，易引发宿疾。应少吃荞麦、蚕豆、白扁豆、茄子、辣椒、酒、咖啡等辛辣且含致敏物质的食物。

第二章　食材介绍

自古有“药食同源”之说，食物如同中药一样，亦有寒、热、温、凉四气，酸、苦、甘、辛、咸五味。若我们了解食物的四气五味，就可以选择恰当的食物，进行合理的搭配，采用合适的烹饪方式，调整人体机能，治疗疾病。

四气：寒、热、温、凉（平：既不寒也不热，既不温也不凉）

温、热的食物，具有温中、补气、散寒、通阳、行气的功用。体质虚寒者可以多选用温热的食物，如羊肉、狗肉、生姜等。

寒、凉的食物，具有清热、解毒、泻火、养阴的功用。体质温热者可以多选用寒凉的食物，如西瓜、梨、桑椹等。

平性的食物，具有健脾、开胃、补益身体的作用，多用于一般病人，素体虚弱、阴阳两虚、寒热错杂、湿热者均适用，如山药、玉米、燕麦、黄豆等。

五味：酸、苦、甘、辛、咸

酸：具有收敛、固涩的作用。《饮膳正要》云：“酸走筋，筋病勿多食酸……多食酸，肝气以津，脾气乃绝，则肉胝䐢而唇揭。”阴虚、气虚体质者宜食酸味，如山楂、杨梅等。

苦：具有清泄、燥湿的作用。《饮膳正要》云：“苦走骨，骨病勿多食苦……多食苦，则脾气不濡，胃气乃浓，则皮槁而毛拔。”湿热体质者宜食苦味，如苦瓜、荠菜等。

甘：具有补益、和中、缓急的作用。《饮膳正要》云：“甘走肉，肉病勿多食甘……多食甘，心气喘满，色黑，肾气不平，则骨痛而发落。”气虚、阳虚、阴虚体质者宜食甘味，如大枣、栗子等。

辛：具有发散、行气、活血、化湿、开胃的作用。《饮膳正要》云：“辛走气，气病勿多食辛……多食辛，筋脉沮，精神乃央，则筋急而爪枯。”气郁、血瘀体质者宜食辛味，如生姜、香菜等。

咸：具有软坚散结、泻下、补肾的作用。《饮膳正要》云：“咸走血，血病勿多食咸……多食咸，骨气劳短，肥气折，则脉凝泣而变色。”阴虚、痰湿、血瘀体质者宜食咸味，如海带、紫菜等。

饮食禁忌

饮食禁忌可根据疾病的寒热虚实、阴阳盛衰以及食物的四气、五味、归经等来确定。若为寒证，则忌用寒凉、生冷之物；若为热证，则忌用温燥伤阴之物；若为阴虚之人，则忌辛辣温燥之物；若为阳虚之人，则忌寒凉之物。忌口食物通常可分为温燥、辛辣、生冷、油腻、发物、烟酒茶等几种。一般认为温燥辛辣食物，包括生葱、生姜、大蒜、辣椒、胡椒、花椒、韭菜、芥末等；生冷食物，包括西瓜、梨子、菠萝、香蕉等水果，苦瓜、蚕豆等蔬菜，冰棍、冰激凌、冷藏的饮料等冷冻食物；油腻食物，包括猪肉、牛肉、羊肉、动物内脏等；发物，包括海鲜、鱼类、虾、蟹、羊肉、猪头肉、狗肉等。

除了食物本身的禁忌外，有些食物对所服药物也有一定影响，有的可以增强药物疗效，而有的却能降低药物疗效，如口服华法林的患者，生活中要注意饮食禁忌。古书中记载了较多的饮食禁忌，此书大多有所收录，但在生活中还要不断去伪存真。

第一节　五谷－谷物（谷薯类）

谷物包括麦、米、豆等。南方人多以大米为主食，北方人多以面粉（小麦加工而成）为主食。在日常生活中，谷物常常以面食、粥、饭、豆浆等形式存在。

麦类：一般制成面食。

1. 小麦

【性味】味甘。新麦性热，陈麦平和，民间有“麦吃陈、米吃新”的说法。北面优，南面黏滞，助湿热。

【归经】归心、膀胱经。

【功效】养心益肾，健脾厚肠，除热止渴。

【营养】富含淀粉、蛋白质、脂肪、矿物质、钙、铁、硫胺素、核黄素、烟酸、维生素 A、维生素 C 等。

【小麦胚芽的选择】好的小麦胚芽呈金黄色微小片状，大小均匀，色泽圆润。闻起来有淡淡的青草香味或鱼腥草味，入口后有纯正的麦甜味，经热水或牛奶、豆浆冲泡后有浓浓的麦香味。尽量选择非脱脂麦胚产品。用小麦磨成的面粉，分为精面粉和全麦面粉。精面粉颜色洁白，是由小麦胚乳精加工而成；全麦面粉颜色浅棕，是由全麦磨制而成。

【食用方法】蒸馒头、煮粥、烤面包、烙饼。

【食谱】鸡蛋饼　原料：小麦面粉、鸡蛋、葱花、盐、油各适量。制作方法：适量面粉放在碗中，打入鸡蛋，加入水，调成鸡蛋面糊，再加入盐，搅拌均匀；小葱洗干净切碎。平底锅倒入少许油，烧热后转小火；倒入鸡蛋面糊，等面糊表面凝固，倒入适量打散的鸡蛋液，表面撒香葱碎；待鸡蛋液凝固后翻面，煎至两面焦黄即可。鸡蛋饼表面刷酱，卷上蔬菜、肉类，即可食用。

【验方】①《金匮要略》记载甘麦大枣汤，小麦、甘草、大枣煮汤服用，适用于脏躁（癔病，属心阴不足、肝气失和者）。症见精神恍惚，常悲伤欲哭，不能自主，心中烦乱，睡眠不安，甚则言行失常，呵欠频作，舌淡红、苔少，脉细微数。②《养老奉亲书》记载，小麦、通草水煎服，治疗老人肾气不足，小便淋涩。③《饮膳正要》记载，小麦面炒令焦黄，温水调服，每日2次，每日1汤匙，用于治疗慢性泄泻。④小麦适量煎汤代茶饮，可用于治疗躁烦口干。

【注意事项】对小麦过敏者忌食。

附：浮小麦（干瘪枯瘦、体轻而浮于水面的小麦）

【性味】味甘、咸，性凉。

【归经】归心、脾、肾经。

【功效】益气养心，止汗，退热除烦。

【主治】自汗、盗汗、劳热骨蒸。

【验方】① 热病后汗出　浮小麦、玉米芯各 30 克，煎汤代茶饮。② 肺结核骨蒸潮热盗汗　浮小麦 15 克，百部 15 克，百合 30 克，水煎服。③ 小儿气虚自汗　芡实 30 克，浮小麦 50 克，大红枣 10 枚，小米 50 克。先将浮小麦水煎，取汁适量，然后加入芡实、大枣、小米共煮成粥。④ 虚烦不眠、惊悸多梦　浮小麦 15 克，炒酸枣仁 15 克，水煎服。

【注意事项】无汗而烦躁，或虚脱汗出者忌用。

2. 玉米（苞谷、玉蜀黍、苞米、玉茭、棒子）

【性味】味甘，性平。

【归经】归胃、膀胱经。

【功效】调中开胃，降浊，清热利湿。

【营养】富含胡萝卜素、核黄素、维生素 E、玉米黄质、蛋白质、微量元素、膳食纤维等。

【玉米的选择】一般白色的是糯玉米，黄色、五彩的是甜玉米，以颗粒排列整齐、饱满透明、表面光滑为佳。

【食用方法】嫩玉米可用清水煮食，香甜清新。成熟后可磨成面，用以熬粥、蒸馒头、烙饼。玉米粒可做菜、做汤。

【食谱】① 玉米糊　原料：玉米，葱、姜、食盐等调味品各适量。制作方法：先用凉水把玉米粉调成稠稀适度的糊状，锅内放入适量水煮沸后，倒入玉米糊，熬成稀粥，放入调味品即可。② 甜椒玉米　原料：新鲜玉米粒 150 克，甜椒 25 克，花生油 15 克，盐 6 克。制作方法：玉米粒洗净，甜椒切片，下油烧热，甜椒、玉米粒入锅，加盐拌匀即可，能开胃降脂。

【注意事项】皮肤病患者忌食玉米。注意不可食用霉变的玉米，因其含有致癌物。

附：玉米须

【性味】味甘，性平。

【归经】归膀胱、肝、胆经。

【功效】利尿清热，平肝利胆。

【验方】① 鲜玉米须 30 克（干品 10 克），煎汤代茶饮，适用于尿路结石、水肿、胆囊炎患者。② 玉米须 60 克，生地黄 15 克，天花粉 15 克，山药 15 克，玉竹 15 克。水煎服，健脾和胃养阴，适用于糖尿病患者。③ 薏苡仁玉米须粥　薏苡仁 50 克，大米 50 克，玉米须 15 克，白茅根 15 克。先煮白茅根、玉米须，20 分钟后去渣，加入薏苡仁、大米煮成粥食用，可清热除湿、利尿消肿。④ 玉米须白茅根汤　玉米须 30 克，白茅根 30 克，红枣数枚。煎水服，可清热利胆排石，适用于肝胆湿热型胆石症。⑤石斛玉米须茶　石斛 10 克，芦根 15 克，玉米须 20 克。水煎代茶饮，可养阴清热利尿，适宜少尿、无尿伴口干欲饮、皮肤干皱的癃闭患者饮用。

3. 荞麦（三角麦、乌麦、花荞）

【性味】甜荞味甘，性平、寒，无毒。苦荞味苦，性平、寒。

【归经】归脾、胃、大肠经。

【功效】降气宽肠，健脾消积，除湿解毒。

【营养】荞麦蛋白质中含有丰富的赖氨酸成分，铁、锰、锌等微量元素比一般谷物丰富；而且含有丰富的膳食纤维，是一般精制大米的10倍；含有丰富的维生素E，同时还含有烟酸和芦丁。

【荞麦的选择】颗粒均匀，饱满有光泽，捏起来坚实圆润者为佳。荞麦有苦荞和甜荞之分。甜荞是浅红棕色、三角形，苦荞是小圆粒、黑棕色。苦荞降血糖作用优于甜荞，因此血糖高者选择苦荞较好。

【食用方法】可制成面条、饸饹、烙饼、面包。

【食谱】①鸡丝荞麦凉面　原料：荞麦面200克，鸡脯肉1块，豆芽菜50克，黄瓜1根，花生米适量，芝麻酱、生抽、醋、姜、蒜、胡椒粉、盐各适量。制作方法：将鸡脯肉与2片生姜放入冷水中煮熟，捞出后手撕成丝；豆芽菜焯水，黄瓜切丝，花生米制成花生碎；芝麻酱中加入生抽和醋澥开，再加入蒜泥、盐和碎黑胡椒，搅拌均匀。荞麦面煮熟捞出，放入凉开水中浸泡2分钟，在上面依次码放菜码和调制的酱汁，最后撒上花生碎。②烙饼　先发好面，然后将和好的面擀开，抹油，撒上葱末、姜末、五香粉、盐，或只加入麻酱一种；然后将面卷起按扁，擀成圆形薄饼，上锅烙熟即可。③荞麦扁豆粥　荞麦、扁豆各50克，红糖适量。荞麦、扁豆研细，同放锅中，加清水适量煮为粥糊，待熟时加入红糖，煮沸即可。每日早晚空腹温服，可健脾利湿，适用于暑湿证。

【注意事项】《饮食须知》云：“脾胃虚寒者食之，大脱元气，落眉发。多食难消，动风气，令人头眩。作面和猪牛羊热食，不过八九顿即患热风，须眉脱落，还生亦希。”现代研究发现荞麦中含红色荧光素，部分人食用后会出现光敏感症（即荞麦病），临床表现为耳、鼻等处发炎、肿胀，有的表现为咽炎、喉炎、支气管炎等，有时还表现为肠道、尿路刺激症状等多种过敏现象，过敏体质不宜食用。

4. 燕麦

【性味】味甘，性平。

【归经】归肝、脾、胃经。

【功效】益脾养心，敛汗。

【营养】中国裸燕麦含有粗蛋白质15.6%，脂肪8.5%，及磷、铁、钙等元素，富含B族维生素、烟酸、叶酸、泛酸。特别是维生素E，每100克燕麦粉中含量可高达15毫克。此外燕麦粉中还含有谷类食粮中均缺少的皂苷（人参的主要成分）。蛋白质中的氨基酸，尤其是赖氨酸，其含量高达0.68克。现代研究发现燕麦有降脂、减肥的作用。

【燕麦的选择】最好买生燕麦。正常燕麦的颜色是白里带一点黄色或者褐色。燕麦片看上去一般比黄豆略小，闻起来有淡淡的天然燕麦香。

【食用方法】熬粥、制作饼干。市面上有很多免煮燕麦，但还是建议买需要煮的生燕麦，最好是燕麦粒，因为生燕麦一般不会添加糖、麦芽糊精、香精等调味剂。燕麦作为一种粗纤维食品，可以增加饱腹感，使血糖升高速度放慢，比较适合糖尿病患者。

【食谱】①南瓜燕麦粥　原料：南瓜1块，燕麦片1小碗。制作方法：南瓜削去外皮，切成小块，放入锅中煮软，用打蛋器打成糊状，倒入燕麦片，搅拌均匀即可。②水果燕麦粥　原料：山楂干、鲜水果各适量。制作方法：山楂干用热水冲泡，取适量燕麦，煮好后放入新鲜的水果，如草莓、樱桃、葡萄、猕猴桃等。③ 燕麦饼干　原料：全麦面粉 100 克，燕麦片 200 克，食盐 2 茶勺，泡打粉 2 茶勺，橄榄油 3 勺，水 200 毫升。制作方法：在燕麦和全麦面粉中，加入盐、泡打粉、油，混合均匀，慢慢加入热水约 200 毫升，搅拌至可以捏到一起的状态，取合适大小的面团，用勺子背刷在烘焙纸上，成为约 3 毫米的薄片，切出饼干的形状；烤箱预热，200℃烤约 13 ～ 15 分钟；趁热撕下烘焙纸，放在烤架上晾凉。

5. 大麦（元麦、稞麦、饭麦、赤膊麦、裸大麦）

【性味】味甘、咸，性凉。

【归经】归脾、胃经。

【功效】健脾利水，消食和胃，益气宽中，除热止渴，回乳。

【营养】碳水化合物含量较高，蛋白质、钙、磷含量中等，含少量 B 族维生素。含谷蛋白（一种有弹性的蛋白质）量少，不能做多孔面包，可做不发酵食物。

【大麦的选择】颗粒整齐饱满，无过多杂质和碎粒，闻起来有香味。

【食用方法】熬粥、代茶饮。

【食谱】① 大麦茶　原料：大麦适量。制作方法：大麦炒至焦黄，用热水冲泡即可。具有开胃消食之功。② 大麦山药粥　大麦米、山药各适量。制作方法：大麦米洗净，与适量水同放入锅中，大火烧开后以中小火熬 40 分钟，放入山药丁，再熬 20 分钟，加入洗好的红枣，最后再熬 20 分钟即可。

【注意事项】炒大麦茶时要注意掌握火候，避免外焦里生。大麦茶会回乳，哺乳期不建议饮用。

米类：可熬粥、蒸饭、做糕等。

1. 小米（粟米、谷子、禾）：没有去壳的称为谷子，去壳的为小米。山西沁县黄小米、山东章丘龙山小米、山东金乡县金米、河北蔚县桃花米被称为四大贡米。

【性味】味甘、咸，性凉（陈小米苦寒）。

【归经】归肾、脾、胃经。

【功效】健脾胃，清胃热止渴，补虚损。

【营养】钾、磷、镁、铁含量较高，钠含量极低，且含有维生素A、维生素B_1、维生素B_{12}、维生素E及胡萝卜素。

【小米的选择】好的小米看起来大小均匀，光泽圆润，颜色鲜艳，呈自然黄色，闻起来有清香味，尝起来味微甜，手轻捏时不会染上黄色。

【食用方法】熬粥。

【食谱】① 小米山药粥　原料：小米、怀山药各适量。制作方法：小米、怀山药共研细末熬粥，用于消化不良。② 小米红枣黄芪粥　原料：小米50克，大红枣10枚，黄芪15克。制作方法：三者共煮粥，调入适量红糖，产后体虚者宜食。③ 小米龙眼粥　原料：龙眼肉15克，小米100克，红糖少许。制作方法：锅中加适量清水，放入小米和龙眼肉，先用大火煮沸，后改用文火煮至粥熟，调入红糖即可食用，适用于失眠患者。

【注意事项】不宜与杏仁同食（与杏仁同食，令人吐泻），胃冷者不宜多食。用小米煮粥时不宜加入食用碱，不宜长时间浸泡，以免破坏其中的B族维生素。

2. 大米（粳米）

【性味】味甘。北粳凉，南粳温；新粳热，陈粳凉。

【归经】归脾、胃经。

【功效】补中益气，生津，止烦渴，止泄，和胃气，长肌肉。

【大米的选择】大小均匀，丰满光滑，有光泽且色泽正常，少有碎米和黄粒米。硬度大，抓一把放开后，观察手中是否粘有糠粉，合格大米糠粉很少。闻起来有清香味，无异味。尝起来味道微甜，无异味。

【食用方法】建议做米饭时最好蒸制。不可长期食用精米，以免缺乏营养。大锅煮米时，待粥锅滚起沫团，米滑如膏者曰米油，撇取淡服。

【食谱】莲子粳米粥　原料：粳米、莲子各适量。制作方法：将粳米与莲子熬成粥，具有健脾止泄的功效，可用于脾虚泄泻者，症见大便不成形、完谷不化、面色萎黄，神疲乏力等。

【验方】腹泻：陈仓米（陈久之粳米）磨粉炒焦，每服3～6克，日服3次。

【注意事项】长时间食用被镉污染的大米，会出现镉中毒症状，如肾功能损害、骨骼生长代谢障碍、骨痛、骨质疏松等，因此要禁食镉大米。但镉超标的大米和普通大米从肉眼上很难鉴别，因此建议最好是不同品牌的大米轮换着吃，远离镉污染地区生产的大米。

3. 黑米（补血糯米、药糯、长寿米）：以陕西汉中黑米、贵州黑糯米、湖南黑米为佳。

【性味】味甘，性温。

【归经】归脾、胃经。

【功效】益气补血，健脾暖胃，滋补肝肾，缩尿，明目活血。

【营养】是脂肪含量最高的几种谷物之一，钾含量也较高，纤维含量较高，含锌、锰、铜等矿物质，以及维生素 C、叶绿素、花青素、胡萝卜素等，黏性较强。

【黑米的选择】具有自然光泽，米粒大小均匀，很少有爆腰（米粒上带有裂纹）或碎米。闻起来有清香味，且无任何异味。细嚼味微甜，无异味。

【食用方法】黑米外部有一层坚硬的种皮包裹，需浸泡一夜再煮，否则不易煮烂，不易消化。

【食谱】① 黑米大枣粥　原料：黑米 100 克，糯米 80 克，花生 50 克，红枣 10 枚，冰糖适量，水适量。制作方法：黑米和糯米淘洗干净，锅中加适量水，放入黑米、糯米、红枣、花生，用电压力锅熬煮成粥。若用普通锅煮，先以大火烧开，再用小火煮 40 分钟左右。粥煮好后加入冰糖，待冰糖煮化即可，适合血虚者食用。②黑米莲子山药粥　原料：黑米 100 克，莲子 20 克，山药 50 克。制作方法：三者共煮成粥，熟后加冰糖调味，适合脾肾亏虚者食用。③三黑粥　原料：黑米 50 克，黑大豆 20 克，黑芝麻 15 克，核桃仁 15 克。制作方法：上述食材共同熬粥，加红糖调味，适合肝肾不足之须发早白、头昏目眩者食用。

【注意事项】黑米必须彻底熬煮烂熟才能食用，因为黑米外部有一层较坚韧的种皮，如果不煮烂很难被胃酸和消化酶分解，容易引起消化不良。一般用清水将黑米稍加淘洗，加入 5 ～ 7 倍温水，浸泡 1 ～ 3 个小时，文火煮 2

小时或用高压锅煮30分钟以上，即可食用。若用凉水，浸泡透才容易煮烂。黑米所含色素是水溶性的，在浸泡过程中，这些活性物质会溶于水，须将泡米的水和米一起入锅，才能避免营养物质的流失。

4. 糯米（江米、元米）

【性味】味甘，性温。

【归经】归脾、胃、肺经。

【功效】补中益气，健脾养胃止泻，缩尿，止汗。

【营养】碳水化合物含量较高的一种谷物，高热量，煮熟后黏性较强。

【糯米的选择】呈乳白色或蜡白色，大多不透明。与大米相比，其硬度较小。糯米煮成的饭黏性较大，光亮透明。

【食用方法】可做成年糕、汤圆、粽子等风味小吃。

【食谱】① 糯米山药粥 原料：山药70克，糯米35克，水400毫升。制作方法：糯米用水浸泡20分钟，山药切丁，将洗净的糯米放入锅中，加水煮，待糯米涨起后放入山药，煮至山药熟透即可，有健脾养胃止泻之功，适于久泻食减者。② 荷香糯米鸡 原料：鲜荷叶3张，长粒糯米500克，鸡翅中500克，香菇10枚，油适量，葱、姜各数片，老抽1汤勺，生抽2汤勺，八角1个，水100毫升，盐适量。制作方法：糯米提前浸泡2小时以上，沥干水分，入锅蒸熟，打散放凉备用；鸡翅中入锅焯水，香菇切片，锅里热油，加葱、姜爆香，放入鸡翅和香菇，加老抽、生抽翻炒均匀，倒入100毫升水，加入八角，中火炖至汤汁浓稠，待汤汁基本收干盛出放凉备用；将蒸熟的米饭与炒好的鸡翅加一茶匙盐拌匀；鲜荷叶洗净，或可过水焯半分钟。荷叶摊平，先铺一层米饭，中间放鸡翅（注意有骨头那端朝里，避免露出把荷叶扎破），上面再盖一层米饭，包起荷叶；入蒸锅，水开后 30 分钟即可出锅。③ 桂花糯米藕　原料：莲藕 1 节，糯米适量，红糖 45 克，红枣 6 枚，冰糖、桂花酱、蜂蜜各适量。制作方法：莲藕洗净，切去一端莲藕节（藕节留着待用），露出藕孔；糯米淘洗干净，晾干水分，由莲藕切开的一端把糯米灌入，用竹筷子将末端塞紧，然后将切下的藕节合上，再用牙签扎紧，以防漏米；取一砂锅或铜锅（切勿用铁锅），先放灌好米的莲藕，再放入清水，以水没过莲藕为限，武火烧开后转为文火，煮到莲藕变为红色后取出晾凉；将藕削去外皮，切去两头部分，切成 1.5 厘米厚的圆饼扣入碗内，放入红糖、碎冰糖、桂花酱和红枣，上笼蒸到冰糖完全溶化时取出，翻扑盘内，淋上蜂蜜即成。④ 银耳糯米粥　原料：银耳 60 克，糯米 100 克。制作方法：银耳用清水泡发，洗净；糯米淘净入锅，加水烧开，放入银耳，熬煮成粥，调入冰糖即可。可用于虚劳咳嗽，痰中带血，阴虚口渴。⑤ 百合糯米粥　原料：百合 60 克，糯米 100 克。制作方法：将百合、糯米熬煮成粥，调入白糖即可。适用于脾胃虚弱，心气不足，急躁多梦。

【验方】① 糯米饮：糯米煮汤代茶饮，用于消渴尿多。② 炒糯米　糯米 100 克，置于铁锅内，小火炒至金黄色，然后用其煮粥，日 3 次，可治乳糜尿。③ 糯米葱姜粥：糯米一把煮成汤，放入葱白 7 根、姜 7 片，熬熟后兑入半杯醋，可用于伤风感冒。

【注意事项】不宜多食、久食。多食发热，壅经络之气，令身软筋缓。久食发心悸，及痈疽疮疖肿毒。同酒食之，令醉难醒。糯性黏滞难化，小儿患病更宜忌之。感冒、发热、咳嗽，咳黄黏痰，泌尿系感染，消化不良，胸腹胀满者不宜多食。肥胖、糖尿病、肾病、高血压患者少食。胃溃疡患者不宜食糯米。注意千万不要食用霉变糯米，有食用霉变糯米后，因霉菌毒素中毒导致多器官功能衰竭的临床报道。

5. 薏米（薏苡仁）

【性味】味甘、淡，性微寒。

【归经】归脾、胃、肺经。

【功效】健脾止泻，补肺清热，祛风胜湿。

【营养】膳食纤维及钾含量较高，含较丰富的镁、维生素 B_1、维生素 E。

【薏米的选择】颗粒饱满，色泽均匀，呈白色或黄白色，带点粉性。味道甘甜或微甜为上品，吃起来口感清爽。

【食用方法】为盛夏消暑佳品。常常用来煮粥，先用武火烧开，再改用文火熬熟，即可食用。

【食谱】① 薏米粥　原料：薏米、粳米、白扁豆各适量。制作方法：三者同煮成粥。用于脾虚泄泻、风湿痹痛。② 薏米冬瓜赤小豆汤　原料：薏米、冬瓜皮、赤小豆各 30 克。制作方法：三者同煎为汤。用于小便短赤、水肿。③ 薏米百合粥　原料：生薏米 200 克，百合 50 克，鲜藕 50 克，白萝卜 50 克。制作方法：薏米泡 2 小时后煮至刚熟，加入百合、鲜藕、白萝卜、冰糖，再煮 20 分钟即可。用于痰热咳嗽。④ 薏米莲子芡实粥　原料：薏米 50 克，莲子 30 克，芡实 30 克，桂圆肉 10 克，蜂蜜适量。制作方法：将前三味用水浸泡 30 分钟后，加入桂圆肉，用大火煮开，续改用小火煮烂，加蜂蜜调味。用于消除面部皱纹，皮肤粗糙、晦暗等。⑤薏荷山楂粥　原料：薏米 50 克，山楂（去核）30 克，荷叶 30 克，粳米 50 克。制作方法：荷叶洗净，水煎去渣取汁，入薏米、山楂、粳米煮至粥成。适用于肥胖者。

【注意事项】因薏米性寒滑利，经期妇女、孕妇慎用（妊妇食之可堕胎）。因寒筋急，不可食用。便秘者忌食。薏米较难煮熟，煮之前最好用温水浸泡 2 ～ 3 小时。生用利水又渗湿，除痹排脓解毒奇。炒黄性缓减寒凉，健脾止泻能除湿。麸炒功效同炒黄，健脾作用更增强。

6. 芡实（鸡头米、鸡头实、水鸡头）

【性味】味甘、涩，性平。

【归经】归脾、肾经。

【功效】益肾固精，补脾止泻，祛湿止带。生用以补肾为主，炒制以健脾开胃为主。

【营养】含有丰富的淀粉、蛋白质、核黄素。

【芡实的选择】形状圆整，大小均匀，色泽白亮，无破损及附着粉状细粒，以齿咬松脆易碎、干燥者为佳。

【食用方法】煮粥。

【食谱】① 芡实莲子薏米粥　原料：芡实 30 克，莲子 20 克，薏米 10 克，大枣 10 枚，大米 100 克。制作方法：上述食材同煮成粥。用于脾虚便溏或泄泻。② 芡实扁豆粥　原料：炒芡实 30 克，炒扁豆 20 克，红枣 10 枚，糯米 100 克。制作方法：红枣、糯米洗净，与芡实、扁豆一起放入砂锅中，加水适量，大火煮沸后改小火煮成粥，以适量盐或白糖调味即成。用于脾胃虚弱所致的便溏或腹泻及湿浊下注、妇女带下等症。

【验方】芡实金樱子粥：芡实25克，金樱子20克，菟丝子15克，车前子15克，水煎服，适用于肾虚所致遗精、滑精、遗尿、尿频等。

【注意事项】“生食过多，动风冷气，熟食过多，不益脾胃，兼难消化，小儿多食，令不长”。平时有腹胀症状者更应忌食。芡实有较强的收涩作用，便秘、尿赤者及妇女产后皆不宜食。芡实易被虫蛀，应密封保存，放置于干燥通风处。

7. 高粱（蜀黍）

【性味】味甘、涩，性温。糯者曰秫，治阳盛阴虚夜不得寐。

【归经】归脾、胃经。

【功效】益气补中，健脾涩肠止泻。

【营养】高粱的主要成分是淀粉，约占总质量的61%～63%，纤维素和半纤维素占6%～7%，蛋白质约占9.4%～10.5%。此外，高粱还含有无机盐、脂肪等微量物质。

【高粱的选择】优质高粱颗粒整齐，富有光泽，干燥无虫，无沙粒，碎米极少，闻之清香。

【食用方法】高粱有红白之分，红色的主要用于酿酒、酿醋。白色的主要用于食用，可蒸饭、煮粥，磨成高粱面可制成饼子食用。

【食谱】小枣高粱粥　原料：高粱300克，小枣100克，糖120克，桂花酱5克。制作方法：将洗净的高粱、小枣放入锅内，加水适量，用大火煮开，然后改用小火，煮至黏稠状时盛入碗内；将糖（白糖或红糖）放入碗内，淋上用凉开水化开的桂花酱即可食用。用于产后胃口不开，食欲减退者。

【验方】高粱大枣面：红高粱1两，大枣10枚，高粱炒黄，大枣去核炒焦，共研细末。小儿每次服用6～9克，每日2次，可治疗小儿消化不良。

【注意事项】糖尿病者忌食，大便燥结者少食。

豆类：可做豆浆、熬粥。

1. 黄豆

【性味】味甘，性平。

【归经】归脾、心、大肠经。

【功效】益气补虚，养血润燥，养心安神，健脾利湿，解毒。

【营养】富含优质蛋白和纤维，脂肪较高，热量较高，其中80%以上为不饱和脂肪酸。含人体必需的8种氨基酸、黄酮类化合物和植物激素。

【黄豆的选择】表皮干净，色泽光亮，颗粒饱满且整齐均匀。脐色呈黄白色或淡褐色，豆肉呈深黄色。干燥者为佳。

【食用方法】磨豆浆，炖。

【食谱】① 豆花饼　原料：干黄豆适量。制作方法：将干黄豆泡发，最好能泡24小时以上，泡的过程中要更换几次清水。将泡好后的黄豆和小葱用料理机打碎，再于打好的豆泥和葱泥中，加入少量干面粉、适量盐搅拌均匀，挖一勺豆泥糊捏成薄饼，用小火炸至两面微黄，捞出控油，即成香喷喷的豆花饼。② 黄豆炖猪蹄　原料：猪蹄 200 克，黄豆 100 克，芹菜 10 克，生姜 1 块，食用油、料酒、胡椒粉、盐、味精各适量。制作方法：黄豆洗净，浸泡 30 分钟备用；猪蹄剁块，放入料酒，开水煮 2 ～ 3 分钟，取出用冷水洗净；锅内放油，油热下姜片、猪蹄爆炒，盛入砂锅，放水、黄豆同煮 2 小时，加入调味料即可。③ 黄豆红枣花生粥　原料：红枣（去核）250 克，花生 250 克，黄豆 500 克。制作方法：上述食材加水后先以武火煮沸，转以文火慢慢熬至浓稠似胶即可。每日早晚取 3 ～ 5 匙，加热水冲开饮服，1 剂约服 1 周。④ 番茄黄豆排骨　原料：排骨 500 克，番茄 250 克，黄豆 100 克，蚝油、胡椒粉、生抽、料酒、盐、八角各适量。制作方法：黄豆洗净泡 4 小时以上；排骨切小段洗净，用蚝油、胡椒粉、生抽、料酒拌匀，腌制 4 小时以上；番茄洗净去皮切块。将泡好的黄豆捞出，把腌好的排骨、一半量的番茄、黄豆、八角放入汤锅内，加开水没过食材，把腌制排骨的汤汁一并倒入锅内，先大火烧开，后改小火慢炖 1 小时。放入剩下的番茄和盐，继续小火炖半小时。炖好后，转大火收汁即可。

【注意事项】肝病、肾病、痛风、消化性溃疡、疮痘、缺碘者忌食。不宜与猪血、蕨菜同食。黄豆在消化吸收过程中，会产生过多的气体造成肚胀，消化不良者尽量少食。生大豆中含有不利于健康的抗胰蛋白酶和凝血酶，因此大豆不宜生食，夹生黄豆也不宜食用。对黄豆过敏者忌食。过多摄入豆制品可能会造成缺铁、缺锌，影响男性性征，抑制性欲。肾功能不全者过多摄入会加重肾的负担，导致血中尿素氮增高。

2. 黑豆

【性味】味甘，性平。

【归经】归脾、肾经。

【功效】活血祛风，利水，清热解毒，养颜乌发。

【营养】高蛋白、高纤维、高碳水化合物、高脂肪、高热量，含胡萝卜素、叶酸、核黄素等。

【黑豆的选择】表皮自然乌黑色，颗粒饱满，无干瘪。

【食用方法】磨豆浆、炖。

【食谱】黑豆莲藕排骨汤　原料：排骨500克，黑豆200克，莲藕300克，盐、米酒、红枣、生姜适量。制作方法：排骨用沸水汆烫，沥干备用；莲藕切块备用；黑豆浸泡1小时，沥干待用。将排骨、莲藕、黑豆、生姜、红枣等食材放入压力锅内，加入盐、米酒及适量清水，煲约80分钟即可。

【验方】① 黑豆治疗青年白发：黑豆适量，九蒸九晒。每次服6克，口嚼后，以淡盐水送下。附黑豆制法：雄黑豆（外皮黑内绿似青豆者）100斤，何首乌20斤，大青盐2斤，加水共煮半小时，黑豆浸煮后晒至八成干，如此反复共9次，每次服20～30粒。② 醋黑豆治各种白发：黑豆120克，米醋500克。醋煮黑豆如细糊状，过滤后，以牙刷蘸药醋外刷毛发，每日2次。注意：头部有疖肿及其他皮肤病者不宜用此法。③黑豆姜枣汤：黑豆30克，生姜10克，红枣6个。水煎服，日1剂。适用于妊娠水肿。④ 三豆汤：黄豆70克，绿豆150克，黑豆100克，水煮至豆烂，加糖调食。适用于痄腮，两腮红肿热痛。⑤ 黑豆枸杞大枣汤：黑豆100克，枸杞子3～5克，红枣5～10克，料酒、姜汁、食盐各适量。上述食材加水适量，武火煮沸后改用文火，熬至黑豆烂熟取汤，可加适量冰糖饮用。能防治视疲劳、视物模糊。⑥黑豆浮小麦粥：黑豆50克，浮小麦30克，莲子15克，红枣10枚，冰糖30克。先把黑豆和浮小麦洗干净，一同放在锅里，加水煮。注意要用小火，直到把黑豆煮透为止，去渣取汁，再用药汁与莲子、红枣一同煮粥，待莲子软烂后调入冰糖即可食用。每日1剂，分2次吃，治疗阴虚盗汗。⑦黑豆乌鸡汤：乌鸡1只，黑豆100克，何首乌20克，大枣10枚，姜片10克，食盐适量。乌鸡去毛杂后切成小块，黑豆放入锅中炒至皮裂取出，大枣和何首乌洗净。将乌鸡块、炒黑豆、大枣、姜片和何首乌一同放入砂锅中，加适量清水，先用大火煮沸，再改小火慢炖2小时，最后加入食盐调味即可。吃乌鸡肉，喝汤，每周吃1次，能补肾养血、乌发美颜，适合伴有须发早白、面色萎黄无华、神疲乏力、耳鸣等症的精血亏虚者。⑧黑豆红花汤：两小把黑豆，红花3克，红糖30克。将黑豆和红花清洗干净，先在锅中放入黑豆，加适量清水，用武火煮沸5分钟后撒入红花，再煮沸3分钟后改为文火，煮至黑豆烂熟时捞去红花，在汤中加入红糖，待红糖充分融化后关火，吃豆喝汤。治疗月经量过少。⑨黑豆薏苡仁饮：黑豆30克，生薏苡仁20克，熟薏苡仁20克，赤小豆15克，荷叶6克，水1000毫升。上述诸品共同煮至烂熟，食豆饮汁。有补肾健脾、行水散瘀之效，可用于慢性肾炎后期脾肾不足、湿阻血瘀，尿有蛋白长期不愈者。⑩黑豆鸡爪汤：黑豆100克，鸡爪250克，盐适量。将黑豆拣去杂质，用清水浸泡 30 分钟；鸡爪洗净，放入沸水锅中焯水。炖锅上火入水，放入鸡爪、黑豆，先用武火煮沸，撇去浮沫，再改用文火煮至肉豆烂熟，加盐调味即可食用。此汤有温中益气、填精补髓、活血的作用，可祛斑增白，适用于颜面起黑斑者。

【注意事项】肝病、肾病、痛风、消化性溃疡、缺碘者禁食。黑豆炒熟后干食，蛋白质消化率极差，容易壅气生热，出现心烦、急躁、口渴、便秘、尿赤等症状。黑豆用冷水浸泡 5 小时后食用效果好。冬天怕冷（肾阳虚）的人最好不要过多食用。

3. 绿豆：安徽的明光绿豆、河北的宣化绿豆、山东的龙口绿豆比较有名。

【性味】味甘，性寒。

【归经】归心、胃经。

【功效】清热解毒，消暑止渴，利小便消肿。

【营养】高蛋白、低脂肪，含多种氨基酸、维生素和铁、钙、磷等。

【绿豆的选择】优质绿豆外皮呈蜡质，颗粒饱满，大小均匀。有豆类的清香味，而无其他异味。很少有破碎，不含杂质，无虫。

【食用方法】熬粥。

【食谱】① 绿豆南瓜汤　原料：绿豆 50 克，老南瓜 500 克，精盐适量。制作方法：先将南瓜去皮及瓜瓤，洗净切块；绿豆去杂质洗净放入锅中，加水适量煮至开花；再投入南瓜块，煮至绿豆酥烂时，加少许精盐调味即可食用。此汤具有清热解暑利尿的功效，适用于夏季伤暑者，症见心烦身热、口渴尿赤、乏力。②绿豆粥　原料：绿豆50克，大米100克，冰糖适量。制作方法：将绿豆加水适量煮至开花后，下大米煮至粥熟时调入冰糖，再煮一二沸即成。此粥可益气和胃、清热利湿，适用于暑热烦渴者，症见消化不良、气虚乏力、胸闷气逆、心悸失眠、小便不利等，为夏日解暑常用粥方。

【验方】① 三豆饮：绿豆、黑豆、赤小豆各适量。将豆子洗净放入锅中，添加足量清水，大火煮滚后转小火。当天煮当天喝，不要过夜。适用于实热导致的发热，或出疹子引起的发热，如疱疹性咽峡炎、手足口病。② 绿豆鸡蛋汤：鸡蛋1个，绿豆适量。将鸡蛋打入碗内调为糊状。绿豆放入锅内，冷水浸泡10～20分钟，再煮沸。将煮沸的绿豆汤冲入鸡蛋糊内饮用。每日早晚各1次，适用于复发性口疮。

【注意事项】寒凉体质者（如四肢冰凉、腰腿冷痛、乏力、腹泻便稀等）不适合饮用绿豆汤。不宜与鲤鱼（久服令人肝黄）、狗肉同食。绿豆汤中含多酚类物质，蜂蜜中含有多种矿物质（如铁离子），若在绿豆汤中加入大量蜂蜜，这些金属离子会和多酚类物质形成复合物，导致汤色变暗。同理，用铁锅煮绿豆汤也会导致汤变色。因此，绿豆汤中不宜加蜂蜜，不应用铁锅煮绿豆汤。空腹时不能喝绿豆汤，因绿豆汤性寒，空腹喝对胃不好。绿豆汤不可天天喝，1周喝2～3次，每次1碗即可，过量饮用易致胃寒腹泻等肠胃疾病。因为绿豆中的多酚类物质易氧化，煮绿豆时要注意盖上锅盖，尽量减少与氧气接触。煮沸10分钟之内的汤氧化程度最低，颜色碧绿清澈，清热能力最强。

绿豆以煮30分钟到1小时为宜，豆子煮烂到开花，汤变得浑浊，这样的绿豆汤清热解毒功效好，适用于热毒明显的疾病，如痱子、皮疹。

4. 赤小豆（红小豆、赤豆、朱小豆）

【性味】味甘、酸，性平。

【归经】归心、小肠、肺、肾、膀胱经。

【功效】利水消肿，清热解毒，散恶血，通乳。

【营养】高蛋白、高纤维、高碳水化合物，低脂肪、高热量。

【赤小豆的选择】干燥平滑，略呈圆柱形而稍扁。种皮为赤褐色或紫褐色，略有光泽。质坚硬，不易破碎。除去种皮，可见两瓣乳白色子仁。闻之微有豆腥味，口嚼之亦然。

【食用方法】熬粥。

【食谱】赤小豆红枣粥　原料：赤小豆、红枣各适量。制作方法：红枣、赤小豆洗净，倒入锅中加水煮开，小火炖，快要出锅时，加入冰糖调味即可，能健脾补血。

【验方】① 赤小豆鲤鱼汤：鲤鱼1尾，赤小豆100克，油、姜片各适量。赤小豆洗净，用清水稍加浸泡；洗净宰好的鲤鱼，沥干水分。热锅倒油，放鲤鱼和姜片，中小火煎至两面微黄。倒入清水，放入赤小豆，大火煮20分钟，转小火煲90分钟，下盐调味即可食用。可应用于水肿或腹水患者。② 赤小豆粉：取赤小豆约70粒，研成细粉，与蜜或蛋清调成糊状，摊布上敷患处，有消肿止痛之效，适用于腮腺炎、淋巴结炎、乳腺炎、疖、疮、疔以及外伤性踝关节扭伤等。③ 赤小豆当归汤：赤小豆100克，当归15

克，煎汤内服，日两次。有清热、凉血、润便之效，可用于便血。④ 赤小豆汤：赤小豆 50 ～ 100 克，煮汤，加红糖适量，代茶频饮。每天 1 剂，连服 7 ～ 10 天，可治疗产后恶露不净。⑤ 赤小豆炖鸡：赤小豆 30 克，草果 6 克，母鸡 1 只，调味品适量。母鸡与赤小豆、草果放入砂锅内，加入清水、姜、食盐等，武火煮沸，改文火炖至肉豆烂熟，加入少量味精即可。可利水消肿、通乳，用于肢体水肿、小便不利、产后缺乳。

【注意事项】不宜与猪肉、羊肝、羊肉同食。不可过食，尤其对于孕妇而言，易导致小产。注意与相思子相鉴别，相思子俗称红豆，味辛、苦，性平，有大毒，系木本植物的种子，种脐及附近呈黑色，不可用于内服。二者必须分清，以免误食引起中毒。相思子对胃肠有强烈的刺激作用，误食后可见呕吐、腹泻、腹痛等症状，过量食用可导致溶血现象，出现血尿。赤小豆难以煮熟，在煮之前宜用温水浸泡 2 ～ 3 小时。

5. 青豆

【性味】味甘，性平。

【归经】归脾、大肠经。

【功效】健脾宽中，润燥利水。

【营养】富含优质蛋白和纤维，脂肪含量也较高，热量较高，不过其中 80% 以上为不饱和脂肪酸，且富含维生素 A 及胡萝卜素。

【青豆的选择】真正的青豆浸泡后不会掉色。

【食用方法】炒。

【食谱】① 青豆玉米　原料：玉米 1 个，青豆 100 克，胡萝卜四分之一，盐、油、开水各适量。制作方法：青豆、玉米洗净蒸熟，胡萝卜切丁。待锅中油微热，先炒胡萝卜，再下玉米粒、青豆，翻炒后加少许开水，最后加盐调味即可。②青豆炒饭　原料：米饭1碗，豌豆50克，胡萝卜丁30克，玉米粒30克，鸡蛋2个，盐小半勺，食用油适量。制作方法：将青豆、胡萝卜丁、玉米粒焯熟备用；蛋液打散后加入一大勺清水再次打匀。锅中放油烧热，倒入蛋液用筷子搅拌炒熟，再放入豌豆、胡萝卜、玉米粒、米饭（需要提前将冷饭放微波炉加热半分钟），最后加小半勺盐拌匀即可。

【注意事项】肝病、肾病、痛风、消化性溃疡、缺碘者禁食。

6. 蚕豆（胡豆、佛豆、南豆、罗汉豆）

【性味】味甘，性平。

【归经】归脾、胃经。

【功效】健脾，祛湿，涩精。

【营养】氨基酸种类齐全，特别是赖氨酸含量丰富。磷、钾和钠等矿物质的含量也较为丰富。

【蚕豆的选择】捏之坚硬，颗粒饱满，呈扁圆形。外皮为翠绿色，颜色越鲜艳越好。

【食用方法】煮、炒。

【食谱】① 水煮蚕豆　原料：蚕豆、盐各适量。制作方法：蚕豆洗净，用盐腌5分钟左右。锅中加入适量清水（无须没过蚕豆，1/3左右），煮熟即可。② 蒜薹蚕豆炝香干　原料：蒜薹300克，蚕豆150克，香干2块，食用油、盐、豉油、鲜贝露各适量。制作方法：蒜薹切寸段，香干切小丁。锅内放食用油，先将蚕豆入锅爆炒片刻，再加少许开水煮2分钟，放入蒜薹和香干，一同炝炒，最后加盐、豉油、鲜贝露，翻炒片刻，即可出锅装盘。

【注意事项】不宜与田螺同食，痔疮出血、慢性结肠炎、尿毒症忌食。《本经逢原》曰："性滞，中气虚者食之，令人腹胀。"多食蚕豆易滞气成积，可导致腹部胀痛。需要注意的是，红细胞葡萄糖-6-磷酸脱氢酶缺陷症患者食用蚕豆或吸入蚕豆花粉后，易出现蚕豆病。轻者无特殊不适，重者可在短期内出现贫血、黄疸、酱油尿，伴有发热、畏寒、恶心、呕吐、口渴、腹痛、腰痛等症，甚则出现神志不清、抽搐、休克、急性肾衰等危急重症，一般发病期为食用蚕豆后的5～24小时，因而这类人尽量不要食用蚕豆，尤其是小儿。不要生吃鲜蚕豆，必须将蚕豆充分煮熟后再食用，令其中所含的抗胰蛋白酶和血球凝集素等有害毒素失活。近年来医学研究发现蚕豆对防治帕金森综合征和肠癌有较明显效果。使用云南白药时，应忌食蚕豆。

薯类

1. 红薯（地瓜、番薯、甘薯）

【性味】味甘，性平。

【归经】归脾、肾经。

【功效】健脾补肾，益气力，补虚乏。

【营养】碳水化合物含量和米饭很接近，纤维素含量比马铃薯稍高，富含维生素A及胡萝卜素。

【红薯的选择】红薯呈纺锤形，以表面光滑、皮赤无筋、味甘纯者为佳。

【食用方法】蒸、煮、炸。

【食谱】拔丝地瓜　原料：红薯2块，白糖、油、白醋各适量。制作方法：红薯切块，切好后放入水中，避免氧化变黑。将红薯表面水分吸干后放入热油锅中，以中小火炸至皮脆肉软，捞出沥干油。平底锅放少许油，加入白糖，待糖快融化时，加入少量白醋，以小火熬成焦糖色；倒入炸好的红薯，迅速翻炒，使红薯沾满糖浆即可。食用时须蘸凉水。

【注意事项】不宜与柿子、香蕉同食。食用红薯后胃内胃酸分泌较多，而柿子所含凝固性很强的胶粉、鞣酸、鞣红素、果胶等成分，容易和胃酸发生一系列化学反应而结成硬块，形成胃柿石。不宜多食，否则容易引起腹胀、烧心，尤其胃溃疡、胃胀等症。若红薯表皮呈黑色或出现褐色斑点（提示黑斑病菌感染，有毒性），或者已经发芽，建议不要购买及食用。烤红薯最好不要连皮吃，因为红薯皮含有较多生物碱，过量食用会导致胃肠不适。

2. 土豆（马铃薯）

【性味】味甘，性平。

【归经】归脾、胃经。

【功效】健脾益气，解毒消炎。

【营养】碳水化合物和蛋白质含量都比米饭稍低，热量高，钾含量高，还含有丰富的淀粉、维生素C、维生素A、维生素B_1、胡萝卜素。

【土豆的选择】圆形属粉质，适合做沙拉或土豆泥；细长属黏质，不容易煮烂，适合用来做咖喱饭。表皮光洁、芽眼较浅、外形匀称者为佳。需要注意的是，皮层变绿的土豆不建议购买和食用。

【食用方法】炒、炸、煎饼。

【食谱】① 酸辣土豆丝　原料：土豆2个，油、米醋、盐、辣椒各适量。制作方法：土豆切丝，过水，油热放入辣椒炒香，放入土豆丝快速翻炒，倒入米醋翻炒均匀，待土豆丝变透明后放盐出锅。② 土豆丝饼　原料：土豆1个，淀粉、盐、油、香菜、花椒粉各适量。制作方法：土豆擦丝，撒入干淀粉、花椒粉和盐，拌匀；香菜切碎。平底锅倒油，油热后放入拌好的土豆丝，用铲子轻轻把土豆丝压平、压实，小火慢焙，等土豆饼单面定型再翻面，煎至两面金黄即可。

【验方】① 土豆蜂蜜汁：新鲜土豆切成片，加开水捣烂，包纱布绞汁，加蜂蜜适量。每日清晨空腹服用20毫升，连续服用，可治疗轻中度胃溃疡。② 土豆切薄片外敷，可减轻输液引起的水肿。

【注意事项】未成熟的青皮土豆或发芽的土豆含有龙葵碱，可导致咽痛、恶心、呕吐、腹泻、发热等中毒症状，因此发芽的土豆忌食。孕妇应少食。土豆中含多酚氧化酶，在氧气的作用下会发生褐变，从而影响土豆的色泽。因此在烹饪过程中，切好的土豆应及时放到水里，以防氧化变黑。浸泡时，可在水中加少许醋，一来可以有效防止褐变，二来能让土豆口感脆爽、不黏不糊，三来能减少土豆中维生素和矿物质等的流失。但不能浸泡太久，以免使其中的营养成分流失。炒菜时，放入土豆丝后立刻放醋，这样炒出来的土豆丝味道会更好。

3. 芋头（毛芋、芋艿）

【性味】味甘、辛，性平，有小毒。

【归经】归胃经。

【功效】益胃宽肠，通便散结，补益肝肾。

【营养】富含淀粉、脂肪、精氨酸、维生素 B_1、维生素 B_2、维生素 C、胡萝卜素。

【芋头的选择】以个头大、质量轻，根附近沙眼多，横切面上紫红色纹络较多、较密者为佳。

【食用方法】蒸、煮。

【食谱】① 芋头排骨　原料：芋头 1 个，排骨 2 条，盐、糖、玉米淀粉各适量。制作方法：排骨加盐、糖、玉米淀粉腌制，芋头切块铺在盘子底部，码上排骨，蒸熟即可。② 鲜鱼芋艿羹　原料：鲜芋头 250 克，鲫鱼 500 克，胡椒、猪油、食盐各适量。制作方法：将芋头和鱼一同入锅，加水适量，煮至熟烂，再加入胡椒、猪油、食盐调味即可食用。此方见于唐代孟诜所著的《食疗本草》，具有强胃健脾之功，适于虚劳乏力者。

【验方】① 大蒜加芋头外敷治疗疖、痈：取芋头 1 个，大蒜 4 瓣去皮，共捣为糊，用纱布包裹在患处。每日早晚各敷 1 次，每次敷贴时间不可过长，感觉发热即可去掉，避免因时间过长引起敷贴部位红肿，一般连用 7 天即可治愈。② 芋头治鸡眼：取芋头适量，洗净切片备用。先用热水泡脚，擦干，用切成片的芋头摩擦患部。每日 3 次，每次 10 分钟。注意勿擦及健康皮肤。适用于症状较轻之鸡眼。③ 芋头蘸白糖治腹泻：芋头（芋母头）250 克，洗净，切块，煮至熟透。蘸白糖服用，分早、晚 2 次，服用 1 ～ 3 日可治愈。

【注意事项】芋头与香蕉同食会腹胀，所以二者最好不要一起食用。芋头的黏液中含有一种化合物，对皮肤、黏膜有刺激性。因此，芋头不宜生吃，以免黏液刺激喉咙。剥洗芋头时也应戴上手套，避免引起皮肤发痒。芋头含有较多淀粉，不能过量食用，否则不易消化导致腹胀。糖尿病患者不宜多食。芋头不耐低温，鲜芋头一定不能放入冰箱，以免冻伤造成腐烂变质。

第二节　五　果

水果类

1. 草莓： 有日系的红颜草莓、牛奶草莓、丰香草莓，美系的甜查理。

【性味】味酸、甘，性凉。

【归经】归肺、脾经。

【功效】清热解暑，止渴生津，利尿止泻，利咽止咳，清热凉血，健脾醒酒。

【营养】草莓含有丰富的维生素和矿物质，富含维生素 C。

【草莓的选择】颜色鲜红均匀，色泽鲜亮，其上籽粒色白，闻起来有清香味，掰开后呈红色者，为佳品。形态不规则，奇形怪状，颜色不均匀，且底部果柄处颜色青红分明，表面籽粒为红色，果肉颜色发白、空腔较多的，是激素草莓，建议尽量不要购买和食用。

【食谱】草莓酱　原料：草莓、白糖、柠檬汁各适量。制作方法：选用完全成熟的草莓，先将其彻底清洗干净，去蒂切丁放入锅中，加入适量白糖、柠檬汁及水，大火煮开后转为小火继续煮，并用勺子不停搅拌，炖至黏稠即可。

【验方】① 鲜草莓60克，捣烂，冷开水冲服，每日3次，可治牙龈出血、口舌生疮、小便涩痛、尿少色黄。② 鲜草莓60克，冰糖30克，隔水炖烂，每日3次，治疗无痰干咳、日久不愈。③ 草莓鲜果榨汁，每服30毫升，每日2次，治疗烦热干渴、咽喉肿痛。④ 食用草莓鲜果100克，可治酒后头昏不适。

【注意事项】草莓中含有较多草酸，尿路结石者应少食。草莓性偏凉，一次不可食用过多，尤其是脾胃虚寒者，容易导致腹泻。清洗时不要把蒂头去掉，不要浸泡，以免残留的农药进入草莓内部，最好用流动的自来水连续冲洗。

2. 菠萝（凤梨）： 盛产于广西、广东、福建。

【性味】味甘、酸，性凉。

【归经】归肺、胃经。

【功效】清热解暑，生津止渴，利小便。

【营养】含有菠萝蛋白酶，丰富的果糖、葡萄糖、氨基酸、有机酸、蛋白质、粗纤维、钙、磷、铁，胡萝卜素及多种维生素，尤其富含维生素C。

【菠萝的选择】呈圆柱形或椭圆形，大小均匀适中，芽眼数量少，闻起来有淡淡的清香味，轻轻按压菠萝鳞甲微软有弹性，切开果肉厚而果芯细小者为佳。

【食谱】菠萝咕噜肉　原料：五花肉500克，菠萝半个，色拉油、米醋、白砂糖、食盐、淀粉各适量。制作方法：菠萝去皮切块，放于淡盐水中浸泡片刻备用。先将五花肉洗净，切成小方块，用少许盐拌匀，腌制半小时以上，使其略入味，再将腌好的五花肉裹上薄薄一层淀粉。起锅放入大量油，烧热，用小火将肉慢慢炸至金黄捞起，再加大火力使油温升高，将肉再炸一次捞出。另起锅烧热，放少许油，加入适量白糖和米醋，用锅铲轻轻翻动，小火熬成糖醋汁。取小半碗水，加入小半匙淀粉，调成薄芡，倒入糖醋汁中，用锅铲翻匀煮开；同时把炸过的肉和菠萝块一起放入汁中，熄火，慢慢转动锅体，使肉和菠萝块均匀裹上糖浆即可。

【验方】① 菠萝肉 120 克，蜂蜜 30 克，水煎后服用，每日 2 次，治疗支气管炎。② 菠萝肉 60 克，鲜茅根 30 克，水煎后代茶饮，治疗肾小球肾炎。③ 菠萝肉榨汁直接饮用，治疗中暑口渴。

【注意事项】菠萝含有菠萝蛋白酶，吃肉食或油腻的食物后，再吃菠萝可助消化，但患有牙周炎、口腔黏膜溃疡、胃溃疡者要慎食。这种酶会使少数人发生过敏反应，即“菠萝过敏反应”，症见腹部绞痛、恶心、呕吐、腹泻、皮肤瘙痒、水肿，出现红斑、荨麻疹；严重者可表现为胸闷、心悸、汗出、四肢厥冷等，甚则休克。这种菠萝蛋白酶在 40 ～ 50℃的水温下会发生变性，在 100℃的水温下会有 90% 以上被破坏。菠萝在 60℃以上的温度中加热，能破坏其菠萝蛋白酶的活性。破坏菠萝蛋白酶活性最简单的方法，可以将菠萝切成小块，用微波炉加热 2 分钟。吃菠萝前，应在淡盐水中浸泡半小时。菠萝中含有 5- 羟色胺，这种物质可以使血管强烈收缩，导致血压升高，引起头痛等不良反应。菠萝和鸡蛋不能同时食用，菠萝中的果酸和鸡蛋中的蛋白质结合，易使蛋白质凝固而影响消化。菠萝不宜过量食用，因为菠萝含有草酸，过量食用可能会对肠胃造成影响。

3. 桑椹（桑枣、桑果、乌椹）

【性味】味甘、酸，性寒。

【归经】归心、肝、肾经。

【功效】养血滋阴润燥，补益肝肾，聪耳明目，息风安神，利关节，祛风湿，解酒毒。

【营养】高碳水化合物、高纤维。

【桑椹的选择】在小满前熟透，黑中透亮、个大、颗粒饱满者为佳。桑椹有黑、红、白三种，红色的偏酸，黑色的味甜。

【食谱】① 桑椹粥　原料：鲜桑椹 30 ～ 60 克，糯米 60 克，冰糖少许。制作方法：将桑椹洗净与米同放入砂锅中，加清水适量，煮至粥熟，再加冰糖稍煮即可。② 桑椹果酱　原料：紫桑椹 500 克，冰糖 150 克，柠檬 1 个（挤汁）。制作方法：桑椹洗净去蒂，加冰糖熬至开锅。冰糖融化后挤入柠檬汁，转小火慢慢熬煮两个小时以上，至黏稠。装入无水无油的玻璃瓶内密封，冰箱冷藏，一周内食完。

【验方】① 桑椹泡酒治疗贫血：取新鲜熟透的桑椹 500 克，米酒（糯米酿造）1000 毫升。将桑椹在米酒中浸泡 1 个月，每日饮 2 次，每次 10 毫升，可改善贫血症状。②桑椹芝麻糕治疗肠燥便秘：取桑椹 30 克，黑芝麻 60 克，糯米粉 700 克，粳米粉 300 克，白糖 100 克。将黑芝麻放入锅内，用文火炒香备用。桑椹洗净放入锅内，加清水适量，用武火烧沸，转文火煮 20 分钟，去渣留汁。将糯米粉、粳米粉、白糖放入盆内，加桑椹汁，再视情况加清水适量，揉成面团，做成糕，撒上黑芝麻，上笼蒸 15 ～ 20

分钟即成。每日 1 次，随量作早餐食用。此糕具有健脾胃、补肝肾的作用，适于老年人有体虚肠燥、大便干结、脾胃虚弱等症状者。③ 桑椹膏：新鲜桑椹，以紫红色已熟者为佳，去蒂和杂质，洗净，榨汁并过滤。将滤后的桑椹汁放入锅内，用文火浓缩成膏。然后加入等量蜂蜜，调匀储存。每次服 1 汤匙，每日 1 ～ 3 次，温开水送服。此膏具有滋阴补肝、调养气血、健体安神的作用，适用于神经衰弱、气虚血少者，也可用于治疗便秘。

【注意事项】桑椹性寒，有缓泻作用，脾虚寒、痰湿重、易泄泻者，应慎食新鲜桑椹，处于经期的女性亦要少食。桑椹中含有过敏物质及透明质酸，儿童大量食用容易导致出血性肠炎。桑椹中含有较多胰蛋白酶抑制物，会影响人体对蛋白质的吸收，导致胃肠道不适，出现恶心、呕吐、腹泻、腹痛等症状。桑椹中含有鞣酸，会影响人体对铁、钙、锌等物质的吸收。熬桑椹时忌用铁器，因桑椹会分解酸性物质，与铁发生反应后可导致中毒。

4. 橙子（甜橙、脐橙、血橙等）

【性味】味甘、酸，性凉。

【归经】归肺、肝、胃经。

【功效】疏肝理气，止咳化痰，生津止渴，开胃，醒酒，解鱼蟹毒。

【营养】含有大量糖，多种有机酸、果酸、纤维素和丰富的维生素，尤其是维生素 C。有研究报道吃橙子可以预防胆结石、老年痴呆。

【橙子的选择】果脐小，质重，果皮细腻、毛孔小，捏起来比较硬且有弹性者，为佳品。尽量不要买染过色的橙子，染过的橙子看起来红艳，表皮皮孔有红色斑点，摸起来手感黏腻，用湿巾擦拭可将湿巾染红。太过光滑的橙子有可能打蜡，可以用指甲刮一下，查看是否有蜡。

【验方】盐蒸橙子适用于久咳：橙子洗净，用盐水浸泡20分钟；在其顶部平切一刀，形成一个盅；在露出的果肉上撒少许盐，再用筷子戳几个洞；将切下来的盖子重新盖回，放进碗里蒸，水沸后再蒸15分钟。蒸好后去橙皮吃果肉，碗底的汁水可一并喝掉。适用于因气滞血瘀或肺燥引起的热咳，主要症状为痰黄较黏稠、咽喉红肿发痛、口干、口苦等。如为外感风寒引起的寒咳，则本方并不适宜，其症状可见畏寒、痰白且较清晰、喉咙不痛却偏痒。

【注意事项】糖尿病患者忌食。不宜与槟榔同服，由于槟榔在加工过程中会加入石灰，若两者同食可引起身体不适。不宜与猪肉同食，橙子中的单宁会与猪肉中的蛋白质结合，形成不易消化的物质，可引发恶心、腹痛等症状。食用橙子前后1小时内不要喝牛奶，因为橙子中的果酸及维生素C会和牛奶中的蛋白质反应，形成沉淀物，影响消化吸收，易导致腹胀、腹泻、腹痛。不要与虾同食，橙子中的单宁与虾富含的钙反应，会形成不宜消化的物质，易刺激肠胃。虾肉中含有一种五价砷，橙子中的维生素C会把虾肉中的五价砷还原成三价砷，这是一种砒霜成分，应避免同时大量食用。不宜与蛤蜊同食，以免影响人体对维生素C的消化和吸收。橙子富含有机酸，胃肠功能不好，或空腹食用容易刺激胃黏膜，引起胃部不适。而且酸性物质容易腐蚀牙齿，过多食用橙子对牙齿不好，食用橙子后应及时漱口。另外，橙子中含有大量胡萝卜素，摄入过量会使皮肤发黄。

5. 樱桃

【性味】味甘、酸，性温。

【归经】归脾、肝经。

【功效】补中益气，祛风胜湿。

【营养】樱桃颜色各有不同，颜色深的含花青素高，可减少体内自由基，能保护心脑血管，防癌抗癌。樱桃的含糖量不高，且其血糖生成指数很低，糖尿病患者在血糖控制平稳时可限量食用。樱桃中含铁量较高，并含有丰富的维生素 C、维生素 A、维生素 B 等，以及钾、钙、磷、铁等矿物质。低热量，高纤维。

【樱桃的选择】个头大，呈 D 字扁圆形，果梗位置向内凹陷，果皮呈深红或偏暗红色，外皮微硬，果梗呈绿色者，为佳品。

【食谱】① 冰镇樱桃汤　樱桃鲜果洗净后放入沸水中，熬煮大约 20 分钟后加入冰糖，煮至沸腾开始出浆后关火，待汤晾凉后放入冰箱冷藏。② 樱桃酱　原料：樱桃 1000 克，白砂糖、柠檬汁各适量。制作方法：选用个大、味酸甜的樱桃，洗净后分别将每个樱桃剥皮去籽，将樱桃肉和砂糖加适量清水一起放入锅内，大火煮沸后转为中火（边煮边除去上面的浮沫杂质），煮至锅内汁水黏稠时，加入适量柠檬汁，再略煮一下，关火晾凉即可食用。此酱具有调中益气、生津止渴的功效，适用于患有风湿性腰腿疼、四肢麻木患者食用。

【验方】① 樱桃酒治疗关节痛及冻疮：鲜樱桃 500 克，米酒 1000 毫升。将樱桃洗净放入坛中，加米酒浸泡后密封，每隔2～3日搅动1次，泡15～20天即成。可每日早晚各饮此酒50毫升，同时吃樱桃8～10枚，能起到祛风胜湿、活血止痛的功效，适于风湿性腰腿痛及冻疮患者饮用。② 治烧伤：樱桃挤汁敷患处，每日多次，当即痛止，还能防止起泡化脓。

【注意事项】由于樱桃核含有氰苷类物质，一旦接触到水后可分解出氢氰酸，这是一种剧毒物质，因此吃樱桃时千万不要嚼樱桃核。《日华子本草》说“樱桃多食令人吐”，因为樱桃能温肝，鼓动肝木生发和升腾，食用过量，升多降少，会令人呕吐。樱桃不宜多食，多食会引起上火，流鼻血。樱桃含钾量高，肾脏病患者不可多食。

6. 枇杷：以浙江余杭的塘栖、安徽歙县的三潭、江苏太湖东山和福建莆田出产的枇杷最为著名。

【性味】味甘、酸，性平。

【归经】归肺、胃经。

【功效】润肺止咳，和胃生津止渴，清热利尿。

【营养】含水量较高，热量较低，钾含量也较高。

【枇杷的选择】中等大小，颜色深，茸毛完整，果粉保存完好者为佳品。

【验方】① 藕百枇杷汤：鲜藕100克，百合、枇杷各30克，白糖适量。将鲜藕去皮、节，洗净切片，枇杷去皮及核，与百合同放锅中，武火煮沸后改文火炖至烂熟，以白糖调味即可食用。此汤可滋阴润肺、清热止咳，适用于肺结核患者，症见咳声低怯、痰少、午后潮热、颧红等。② 枇杷姜汁饮：枇杷150克，姜汁适量。将枇杷去皮、核，榨汁，与姜汁混合均匀，饮服，每日2～3次。此汁可和胃止呕，适用于胃气上逆所致的呕吐及妊娠呕吐。

【注意事项】枇杷含糖量高，糖尿病患者忌食，以免引起血糖波动。《随息居饮食谱》云："多食助湿生痰，脾虚滑泄者忌之。"枇杷食用过多会助湿生痰，脾虚泄泻者不宜多食，否则易引起腹泻。枇杷果核中含有苦杏仁苷，有毒，吃的时候最好先去掉皮跟果核。

7. 荔枝

【性味】味甘、酸，性温。

【归经】归心、脾、肝经。

【功效】补脾益肝，温中理气，补血生津，养心安神。

【营养】维生素C含量比橙子稍高，碳水化合物含量较高，热量在水果中偏高。

【荔枝的选择】龟裂片相对较大且规则，顶部偏尖，凹凸不平、纹路深的荔枝为佳品。

【验方】① 荔枝干、大枣各10个，水煎后服用，每日1次，适用于贫血。② 干荔枝50克，山药20克，捣烂，与粳米60克共煮粥，加白糖适量，每日服2～3次，可治肾虚、脾虚之腹泻。

【注意事项】荔枝含糖量较高，糖尿病患者少食。《本草纲目》云："鲜者食多，即龈肿口痛，或衄血，火病人尤忌之。"新鲜的荔枝少食可以止渴，但过量食用则易上火，可导致牙龈肿痛、口腔溃疡、出血等症。因此，阴虚火旺者，虫牙痛、热病者及小儿患痘疮者忌食。荔枝与黄瓜不能同食，因为荔枝含有丰富的维生素C，黄瓜中含有维生素C分解酶，若二者同时食用，荔枝中的维生素C会遭到破坏。同样道理，荔枝与胡萝卜不能同食。荔枝与动物肝脏不能同食，因为动物的肝脏富含铜、铁等离子，这些离子可使荔枝中的维生素 C 氧化，使二者的营养价值均降低。荔枝不宜空腹食用，最好在饭后半小时食用。每日进食荔枝不要超过 300 克，若连续多日进食大量荔枝可引起中毒，即荔枝病。如果仅表现为头晕乏力、出虚汗，则口服葡萄糖水，纠正低血糖即可，若出现虚脱休克则需及时就医。

8. 西瓜

【性味】味甘，性寒。

【归经】归心、胃、膀胱经。

【功效】清热解暑，止渴，利小便，解酒毒。

【营养】含水量很高、热量很低，同时含有一定量的钾，对消除水肿有一定作用。

【西瓜的选择】瓜蒂弯曲、脐圈大又圆且略微凹陷，敲之声音清脆者，为佳品。

【验方】莲米西瓜盅：西瓜 1 个，莲子、核桃各 30 克，火腿、鸡肉、冰糖各 50 克，薏米 20 克，调味品适量。将莲子泡开，核桃去壳取仁，鸡肉洗净切丝，冰糖打碎备用。将西瓜洗净从上端 1/3 处切下，挖出瓜瓤，而后纳入莲子及调味品等，再将瓜盖盖上，放入蒸锅中蒸熟服食。每日 1 次，分 3 次食。可清热解毒、利湿消肿，适用于慢性肾炎水肿、肝硬化腹水等。

【注意事项】糖尿病患者慎用。西瓜性寒，脾胃虚寒、消化不良、大便滑泄者尽量少食，多食会导致腹胀、腹泻等。西瓜中含有大量水分，会冲淡胃中的消化液，若饭前饭后食用大量西瓜，会影响食物的消化吸收。因此，在饭前饭后的1小时内最好不要食用西瓜。肾功能不全者不宜大量食用西瓜，因其肾脏对水的调节能力大大降低，不能将进入体内过多的水分及时排出体外，从而导致血容量急剧增多，容易引发急性心力衰竭，致人死亡。阴虚内热之口腔溃疡者，若多食西瓜，会使人体所需的一部分正常水分排出体外，从而加重阴液偏虚的状态，阴越虚则内热益盛，则加重口腔溃疡。因此，口腔溃疡者忌食西瓜。

9. 桃子

【性味】味甘，性温。

【归经】归肝、大肠经。

【功效】养阴生津，润肠通便，活血通经，补益气血。

【营养】热量较低，其铁含量在水果中属于较高的（100克桃子含1毫克铁），尤适用于缺铁性贫血患者。

【桃子的选择】颜色发白，桃毛有些扎手，较重者为佳。

【验方】① 桃子200克，蜂蜜适量，二者配合食用，可治便秘。② 蜂蜜桃汁饮：蜂蜜20克，鲜桃1个。将鲜桃去皮核，榨成汁，再加入蜂蜜和适量温开水搅匀。每日1～2次，每次100毫升。可治疗急性胃炎。③ 桃皮糖：鲜桃2000克，白糖500克。鲜桃洗净去核，切块，与白糖混合，晒去水分即成，每日食。适用于体虚、气血不足等。④ 桃果酱：熟桃子4个，桑椹250克，白糖250克，松子仁、核桃仁、黑芝麻末各100克，水500毫升。熟桃子去皮核，把果肉刮入锅中，另加洗净的桑椹、白糖及适量清水，共煮沸，再用文火煎至糊状，搅成浆后放入松子仁、核桃仁、黑芝麻末，再煮沸10分钟左右，待温即可取食。此果酱具有养血、润燥、通便之功。

【注意事项】桃子含糖量高，糖尿病患者尽量少食。《滇南本草》称桃子具有“通月经，润大肠，清心下积”的功效。《随息居饮食谱》认为桃子具有“补心、活血、生津涤热”的作用。由于其有活血作用，故孕妇、月经过多者不可过量食用。桃肉性温，不可多食，多食则易生内热，发为疮疖。桃子富含果胶、膳食纤维，若过量食用可导致腹胀、泄泻。不宜与龟、甲鱼同食。

10. 李子（李实、嘉庆子、嘉应子）

【性味】味甘、酸，性温。

【归经】归肝、肾经。

【功效】清肝除热，生津止渴，利水。

【营养】李子中果酸较多，能促进消化，热量不高。

【李子的选择】小而圆，表面光滑，果皮光亮、半青半红，果肉结实、软硬适中者，为佳品。

【验方】① 肺经燥热、咳嗽无痰：李子生食或加蜂蜜煎膏服，每次 15 毫升，每日 2 次。② 胃阴虚、口渴咽干：李子洗净鲜吃或做果脯含咽。③ 肝硬化腹水：李子洗净鲜吃，每次 4 ～ 6 个，每日 2 次。④ 鲜李子 250 克，绞取汁液，加米酒 250 克兑匀。夏初服用，每次 100 毫升。长期饮用可使妇女容颜美丽。

【注意事项】李子性温，过食容易生痰湿，引起一系列湿热症状，脾胃虚弱者尤其要少食。小儿不宜多食。发苦味涩的李子有毒，不能食用。李子中含有金鸡纳酸、安息酸和草酸，这些酸不易在体内氧化，过多食用会造成体内酸碱失衡，甚至会中毒。《饮食须知》中记载，李子同蜂蜜、麋鹿肉、雀肉、鸡肉、鸡蛋、鸭肉等同食，会损五脏；

与鸭蛋同食，会导致营养流失。临床有李子导致过敏性休克的报道。

11. 杏

【性味】味酸、甘，性温。

【归经】归肝、心、胃经。

【功效】润肺定喘，消积散滞，生津止渴。

【营养】热量较低，钾含量较高，可缓解钠摄入过多造成的水肿。

【杏的选择】皮色黄而泛红，个大，色泽美，有香味者，为佳品。

【注意事项】孕妇忌食。杏所含的果酸与小米中的磷等矿物质结合，会产生不易消化的物质，可导致呕吐、腹泻，故不宜与小米同食。

12. 杨梅（龙睛、朱红、树梅）

【性味】味酸、甘，性温。

【归经】归肺、胃经。

【功效】生津止渴，健脾止泻，和胃止呕。

【营养】水分含量很高，其他营养成分如维生素C、胡萝卜素等含量在水果中相对较低。

【杨梅的选择】果面干燥、颜色鲜红，表面有一层很明显的果肉突起，摸起来软硬适中，闻起来有清香味，汁多，没有出水的，为佳品。

【食谱】冰镇杨梅　原料：杨梅、盐水、糖各适量。制作方法：将杨梅放在盐水中浸泡10分钟，洗净放入保鲜盒，撒入一些白糖，放于冰箱冷藏。

【验方】① 痢疾：杨梅15克，煎汤饮之。② 头风作痛：适量杨梅焙干，研为细末，饭后服，每次 6 克，以薄荷茶送服。③ 胃肠胀满：取适量杨梅用精盐腌渍备用，越久越佳。使用时，取数颗用开水泡服。④ 杨梅酒治中暑：杨梅适量，置容器中，加白酒适量，以没过杨梅为度，5 天后即可食用。夏日饮酒、食杨梅，可以预防中暑。⑤ 杨梅紫苏茶治疗风寒感冒：酸杨梅 500 克，鲜紫苏 50 克，加食盐适量，腌制 1 周后晒干封藏。用时取少许放茶杯内，沸水冲泡，当茶饮用。

【注意事项】糖尿病患者忌食。杨梅性温，血热火旺者不宜多食，以免损及经络而引起衄血。溃疡患者慎食。不宜与生葱同食。有临床报道杨梅过敏导致颜面水肿。

13. 猕猴桃（阳桃、藤梨）

【性味】味酸、甘，性寒。

【归经】归脾、胃经。

【功效】调中理气，生津润燥，和胃降逆，利尿通淋，解热除烦。

【营养】维生素 C 含量较高，纤维含量也较高。

【猕猴桃的选择】头尖尖的，颜色略深，蒂处为嫩绿色，结蒂处周围颜色较深，果实整体软硬一致，为佳品。

【验方】① 津伤口干舌燥：猕猴桃鲜果 30 ～ 60 克，去皮，每日服用。② 呕吐：猕猴桃鲜果 90 克，生姜 9 克，捣烂，榨汁服，每日 2 次。③ 小便短赤涩痛：猕猴桃鲜果 30 ～ 60 克，捣烂后加温开水 1 杯，滤取汁液饮用，每日 3 次。

【注意事项】月经过多、先兆流产者慎用。

14. 香瓜

【性味】味甘，性寒。

【归经】归心、胃经。

【功效】清热解暑止渴，镇咳祛痰。

【营养】含较多膳食纤维。

【香瓜的选择】熟透的瓜较轻，白里微微泛黄，光滑，可闻及甜香味。

【食谱】香瓜饼　原料：香瓜1个，面粉、葡萄干、白砂糖、食用油各适量。制作方法：香瓜去瓤刨皮，切成碎末，加入白砂糖、面粉、葡萄干，调成面糊状；平底锅放油，放入一勺面糊，烙至两面金黄即可。

【注意事项】出血、糖尿病患者忌食。不宜与甲鱼、田螺、螃蟹同食。

15. 哈密瓜

【性味】味甘，性寒。

【归经】归心、胃经。

【功效】益气，利尿，清肺止咳。

【营养】高钾、高水分，热量较低。

【哈密瓜的选择】绿皮和麻皮哈密瓜头部顶端呈白色，黄皮哈密瓜顶部色鲜黄、质软，网纹哈密瓜后端果柄处略显凹陷、光滑，网纹密布、纹路多，闻起来有果香味者为佳。

【食谱】哈密瓜百合瘦肉汤　原料：哈密瓜半个，瘦肉500克，百合50克，陈皮5克，盐适量。制作方法：哈密瓜洗净去皮籽切块，瘦肉洗净切块，陈皮浸软、百合洗净备用。锅内放入适量清水，加入所有材料，用猛火煲半小时，再转慢火煲两小时，最后加盐调味即可。

【注意事项】糖尿病患用慎用。哈密瓜与香蕉含钾量均较高，而肾功能不全患者排钾能力差，两者同食可导致肾功能衰竭加重，亦可导致关节炎病情加重。哈密瓜性寒，不宜多食，以免引起腹泻。寒性咳喘者慎食。

16. 木瓜（铁脚梨、秋木瓜、酸木瓜、宣木瓜、川木瓜）：番木瓜可生食，酸甜可口；宣木瓜不能生食，只供药用。作为水果食用的木瓜是番木瓜。

【性味】味甘、酸，性温（一说性寒）。

【归经】归肝、脾经。

【功效】宣木瓜有舒筋活血、平肝和胃、化湿止痛、消食的功效，番木瓜有健脾消食、丰胸美容的功效。

【营养】热量较低。

【番木瓜的选择】颜色较为深黄，肚较鼓，表皮有些小斑点，表皮上有黏性胶质，闻起来味道清香者，为佳品。

【食谱】①宣木瓜炖肉汤　原料：宣木瓜 50 克，炖肉 3 块，花生 200 克，眉豆 150 克，姜 2 片，水适量。制作方法：所有原料洗净放入锅内，水滚后转慢火煲 2 小时，加盐即可。此汤具有祛风湿、舒筋活络的功效，可治疗腰膝酸痛、四肢乏力等。②宣木瓜茶　原料：宣木瓜 2 片，桑叶 7 片，红枣 3 枚。制作方法：宣木瓜、桑叶洗净，干磨成粉。红枣去核与其他材料一起放进入锅内，煲 15 分钟即可。该茶有舒筋活络的功效，适用于风湿关节痹痛，还能缓和胃肠平滑肌痉挛等。③番木瓜花生大枣汤　原料：番木瓜 750 克，花生 150 克，大枣 5 枚，糖少许。制作方法：番木瓜去皮、去核，切块。将木瓜、花生、大枣放入锅内，加适量水和糖，待水滚后改用文火煲 2 小时即可饮用。此汤对增加乳汁有显著效果。④番木瓜红枣莲子蜜　原料：番木瓜 1 个，红枣、莲子、冰糖、蜂蜜各适量。制作方法：红枣、莲子加适量冰糖，煮熟待用。木瓜剖开去籽，把红枣、莲子与蜂蜜放到木瓜里，上笼蒸透后即可食用，能调经益气、美容养颜。⑤木瓜粥　原料：木瓜30克，粳米100克。制作方法：将木瓜去籽切块，粳米洗净，一起放入锅中，加水熬至米烂粥熟，加红糖适量，稍煮溶化即可。每日早晚各1次，连服数日，可用于小腿抽筋、脚气水肿等症。

【验方】①儿童尿急尿频：生木瓜1枚切片，酒浸1周，每次取10克，以水煎服，每日1剂，分2次服。一般病情轻者服5剂即愈，重者可服7剂。②脚癣：木瓜、甘草各30克，加水煎汤，放凉后洗脚。每次浸洗5～10分钟，每日1剂，一般用药1～2周即可见效。

【注意事项】现代医学研究发现，木瓜所含木瓜苷有增强子宫收缩的作用，因此孕妇忌食。不宜与海鲜、鱼类、人参同食。因木瓜含有机酸较多，凡胃酸过多者不宜食用。小便不利或小便短赤、涩痛者也不宜食用，精血虚而真阴不足者亦不宜食用。木瓜不可多食，多食则损齿及骨。本品含铅与铁，故不宜用铁锅熬煮。

17. 椰子（椰果、越王头）

【性味】味甘，性平。

【归经】归胃、脾、大肠经。

【功效】补虚生津，益气祛风，消疳杀虫。

【营养】属热量最高的几种水果之一，碳水化合物、脂肪和钾含量较高。其碳水化合物多为单糖，对于快速缓解低血糖症状有帮助。

【椰子的选择】皮青且薄，顶端的三棱稍坚实，轻摇有水声者，为佳品。

【验方】①椰蜜饮：将椰肉洗净榨汁，加蜂蜜适量饮服。每日1剂，连服3～5天。可益气养阴，适用于病后气血亏虚、津液不足者，症见口渴而不欲饮、胃脘隐痛、纳食不香等。②椰肉汁饮：将椰子洗净，先饮其汁，再食其肉。每日1次，连续2～3天，可消疳驱虫，适用于小儿疳积、绦虫病。

【注意事项】病毒性肝炎、脂肪肝、糖尿病患者忌食。临床报道有饮用椰子汁导致血尿者。

18. 榴莲： 有金枕、甲仑、青尼等品种，以金枕品质最佳。

【性味】味辛、甘，性热。

【归经】归肝、肾、肺经。

【功效】温经散寒，疏风止痒，杀虫。

【营养】碳水化合物、脂肪含量高，热量高，属含水量较少的几种水果之一。

【榴莲的选择】香味浓，果皮通透色黄。外表为长形，尾部为长尖形。瓣数越多里边的果肉就越多，瓣是外表呈丘陵状突起的部分。

【食谱】榴莲炖鸡　原料：榴莲（不拘量），鸡1只（约重600克），姜片10克，核桃仁50克，红枣50克，清水约1500mL，盐少许。制作方法：鸡褪毛、去内脏和皮，清水洗净，放入滚水中，浸约5分钟，切成大块。核桃仁用水浸泡（去除油味），红枣洗净去核。取榴莲壳内部的嫩皮，切成小块。把鸡、姜片、核桃仁、红枣、榴莲嫩皮与榴莲肉共同放入锅内开水中，猛火滚起后，改用文火煲3

小时，加盐、少量味精调味即成。

【注意事项】榴莲含热量、糖分及脂肪较高，肥胖、高脂血症、糖尿病患者不宜多食。含钾量较高，肾病患者应少食。榴莲虽富含纤维素，但它在肠胃中会吸水膨胀，过量食用反而会阻塞肠道，引起便秘，所以便秘和痔疮患者不宜食用。榴莲性热，皮肤病、喉痛、咳嗽、感冒患者，或阴虚肝热者慎食。食用榴莲避免上火的办法是吃山竹，因为山竹可以清热去火。榴莲不可与酒一起食用，因为酒与榴莲皆属燥热之物。临床有食用榴莲致过敏性休克的病例。

19. 火龙果（红龙果、青龙果、龙珠果、仙蜜果）

【性味】味甘、酸，性凉。

【归经】归大肠、胃经。

【功效】清热凉血，润肠通便，生津止渴。

【营养】热量低，水溶性膳食纤维含量较高，且富含维生素C和矿物质铁。同时花青素含量很高，花青素可抗自由基、抗氧化、抗衰老。

【火龙果的选择】形矮胖，质沉重，软硬适中，表皮光滑，果皮呈红色，绿色部分鲜亮，根部无腐烂者，为佳品。火龙果有红心和白心之分，从含糖量来看，红心的含量更高，味道更甜；从膳食纤维含量来看，白心的含量更高，更有助于排便。火龙果的正确切开方式：两头各切一刀，中间纵切一刀，剥下果皮即可。

【食谱】①鲜榨果汁　原料：火龙果、鲜奶、蜂蜜各适量。制作方法：火龙果去皮，将整颗果肉加上适量蜂蜜、鲜奶，一同放入榨汁机中，搅拌成果汁即可。②火龙果酸

奶汁　原料：火龙果 1 个，酸奶 1 瓶，柠檬 1 个。制作方法：先将火龙果洗净去皮，切成小块。柠檬去皮后榨成汁，再将柠檬汁倒入搅拌器中，放入火龙果、酸奶搅拌均匀即可。③火龙果西米露　原料：火龙果 1 个，西米 50 克，白糖适量。制作方法：锅中加水，烧沸后下西米煮 10 分钟，关火焖一会儿，再开火煮几分钟；起锅过三四遍凉水，这时西米变为透明状，最后用凉开水或纯净水淘一次。再将火龙果洗净去皮，切成细粒。在熟西米中加入适量冰水、白糖，搅拌后放入火龙果果肉，拌匀即食。④火龙果色拉　原料：火龙果 1 个，粟米粒 2 勺，酸奶适量，色拉酱适量，草莓 5 个，猕猴桃 1 个。制作方法：火龙果、猕猴桃洗净去皮，草莓去蒂，切成小块；粟米粒氽一下，沥干水分备用。将色拉酱和酸奶调和，把粟米粒和火龙果、草莓、猕猴桃一起倒入，拌匀即可。⑤火龙果虾仁　原料：火龙果、虾仁、盐、油、香芹各适量。制作方法：取火龙果肉 100 克，切成小丁备用。虾仁 100 克加少许精盐稍腌片刻，入锅加油煸炒，放入火龙果丁再翻炒，撒入少许香芹段，出锅装盘即可。⑥火龙双耳雪梨羹　原料：火龙果、雪梨、银耳、木耳、冰糖、枸杞子各适量。制作方法：火龙果、雪梨各 1 个，去皮切成均匀小块；银耳、木耳各适量，泡发洗净。所有食材入锅加适量冰糖和水，用文火炖半个小时，熟后撒入少许枸杞子即可食用，能清热、润肺、化痰。

【注意事项】由于火龙果性偏凉，故有脸色苍白、四肢乏力、经常腹泻等症的脾胃虚寒者不宜多食。女性在月经期间也不宜食用火龙果。火龙果属于高糖水果，糖尿病患者要少食。

20. 波罗蜜（木菠萝、树菠萝）

【性味】味甘，性平。

【归经】归胃、大肠经。

【功效】益胃，生津，止渴。

【营养】为水果中碳水化合物含量较高的一种，热量和钾含量也较高，含有丰富的蛋白质、脂肪。

【波罗蜜的选择】果肉厚而果芯小，按之挺实而微软，闻之香气馥郁者，为佳品。

【注意事项】波罗蜜不可多食，多食令人胸闷，烦呕。若食用波罗蜜后，出现皮肤潮红或丘疹，可能是过敏现象，需及时就医。波罗蜜含有大量糖分，糖尿病患者慎食或禁食。有内热者尽量少食，避免上火。波罗蜜尽量不要放入冰箱，在避光、阴凉、通风的地方储存即可。临床有进食大量波罗蜜诱发急性胰腺炎的病例。

21. 芒果： 水仙芒，果皮呈青黄色或深橘黄色；苹果杧，果皮呈淡红色，披蜡质，外形似苹果；象牙芒，果形如幼年象牙，果实成熟时呈金黄色；贵妃芒，果皮青里透红。此外，还有大台农、金煌芒等。

【性味】味甘、酸，性凉。

【归经】归肺、脾、胃经。

【功效】益胃止呕，祛痰止咳，明目，解渴利尿。

【营养】富含维生素，尤其胡萝卜素、维生素A、维生素C，具有明目的功效，能保护视力。富含膳食纤维和优质果胶，可防治便秘。

【芒果的选择】光滑的，皮薄的，闻起来有果香味为佳。

【食谱】泰式芒果鸡柳　原料：鸡柳、鱼露、芒果、油、糖、柠檬各适量。制作方法：新鲜鸡柳用鱼露腌制备用，芒果切成块状、辣椒切成碎末备用。锅里加油烧至七成热时，迅速将鸡柳下锅翻炒一分钟左右，再将芒果块、辣椒末等原料倒入锅中，加入少许糖和柠檬汁，炒熟后即可。

【验方】①口渴咽干：小芒果1个（或大芒果数片），鲜品，每日3次，连食3天。②慢性咽喉炎、声带炎：芒果适量，洗净去核，煎水代茶频服。

【注意事项】《开宝本草》云："动风气，天行病后及饱食后俱不可食之；又不可同大蒜辛物食，令人患黄病。"易患荨麻疹的过敏体质者，或感冒后、饱食后均不可食用芒果。芒果皮中的醛酸等物质可能引起过敏，最好将皮去尽后再食用，食后及时清洗残留在口唇周围上的芒果汁肉，以免引起口唇红肿、痒痛等过敏反应。吃芒果最好不要吃大蒜、辣椒、花椒、韭菜、生姜、酒、桂皮、八角、小茴香等辛辣食物，否则容易皮肤发黄。《米晶子济世良方》云："经期勿食芒果，芒果止血，子宫易长肌瘤。"芒果糖分高，又富含蛋白质和黏液质，多食易致湿热内阻，出现腹胀、腹泻等症状。若患肿瘤，皮肤病如湿疹、疮疡流脓，妇科病如白带异常，内科病如水肿、脚气等，应禁食芒果，以免加重病情。芒果食用的方法：沿着果核（扁扁的）切两刀，得到2片芒果肉、1片芒果核。在芒果肉上打十字花刀，把果皮一翻，即可得到芒果粒。芒果最好在室温下保存，不要放入冰箱。芒果在低温下会出现冷害现象，果皮出现黑斑，果肉呈水渍样变化。

22. 苹果

【性味】味甘、酸，性平。

【归经】归脾、肺、胃经。

【功效】生津止渴，润肺除烦，健脾益胃，养心益气，润肠，止泻，解暑，醒酒。

【营养】碳水化合物、水分、纤维、钾含量都较高。

【苹果的选择】质较重，有纹路、麻点，蒂呈浅绿色且蒂眼深，闻起来有果香味为佳。

【食谱】①苹果炖鱼　原料：苹果3个，生鱼1条，红枣10枚，生姜2片。制作方法：苹果去皮、心、蒂，切成块，红枣去核，鱼煎至两面微黄。锅内放入清水适量烧开，放入全部材料，中火煮2小时，加盐、味精调味，即可食用。本品适用于脾虚、血气不足者，能防止眼袋生成，消除黑眼圈。②拔丝苹果　原料：苹果、白糖各适量。制作方法：苹果去皮，洗净切块。白糖放入锅中，文火熔化，下苹果即可。③苹果粥　原料：苹果250克，红枣15枚，糯米100克，红糖适量。制作方法：苹果去皮、核，洗净切碎，大枣去核。糯米淘净，与大枣同入锅中，加清水适量，煮至粥熟时，加入苹果、红糖，再煮沸即可。④苹果羹　原料：苹果400克，莲子50克，红糖、藕粉各适量。制作方法：苹果去皮、核，切成丁，莲子用水泡发。将苹果、莲子同放锅中，加清水适量，大火煮沸后，改文火煮至莲子稀烂，下藕粉、红糖调匀，煮沸即可食用。⑤苹果汁　原料：苹果、蜂蜜各适量。制作方法：苹果洗净，去皮，榨汁，再与蜂蜜混合均匀。每日1～2次。⑥煮苹

果　原料：苹果1个。制作方法：苹果连皮带核切成小块，放在水中煮3～5分钟，待温后食用。每日2～3次，每次30克左右，可治疗腹泻。注意不要加蔗糖，因为蔗糖会加重腹泻。⑦苹果楂枣粥　原料：苹果300克，干山楂15克，枣10枚，粳米150克。制作方法：苹果洗净去皮、核，切碎，与洗净的其他食材加水煮粥，具有补虚健脾、除瘀消积之功效。

【注意事项】苹果中含有鞣酸，与海鲜同食会降低海味中蛋白质的营养价值。鞣酸与蛋白质和钙会形成不易消化的物质，因此苹果不能和海鲜一起食用，以免引起腹痛、恶心、呕吐等症。生苹果通便，熟苹果止泻。苹果核中含有少量有害物质氢氰酸，切记果核不可食用。

23. 葡萄（蒲桃、草龙珠、山葫芦）

【性味】味甘、酸，性平。

【归经】归肺、脾、肾经。

【功效】补气血，益肝肾，强筋骨，生津液，止咳除烦，通利小便。酸葡萄生津消食，甜葡萄补气益血，紫葡萄预防衰老，黑葡萄缓解疲劳，红葡萄软化血管，白绿色葡萄滋养肺气。

【营养】葡萄中碳水化合物含量约占10%，并且主要是葡萄糖，可快速被人体吸收利用。葡萄干中糖和铁的含量相对较高，是妇女、儿童和体弱贫血者的滋补佳品。

【葡萄的选择】带白霜，果梗硬朗，果梗与果粒连接结实，果粒之间紧密者，为佳品。

【验方】①贫血：葡萄干60克，龙眼肉15克，桑椹5克，水煎服，可改善贫血头昏、乏力、畏寒等症状。②风湿性关节疼痛：野葡萄藤100克，葡萄干50克，水煎服。能缓解风湿性关节疼痛，药渣可热敷患处。③声音嘶哑：取葡萄汁、甘蔗汁各半杯，温开水冲调，加蜂蜜代茶饮。④泌尿系感染：葡萄汁150克，藕汁100克，加蜂蜜1～2匙，温开水冲服，能改善小便短少、涩痛。⑤预防高血压：葡萄150克，荸荠15～20个，洗净后捣烂取汁，开水冲服。

【注意事项】多食葡萄易生内热，或导致腹泻，所以糖尿病患者、便秘者不宜多食。脾胃虚寒者也不宜多食。食用葡萄后不能立刻喝水，否则会引起腹泻。这是因为葡萄、水、胃酸三者相遇会出现急剧的氧化、发酵等化学反应，从而加速胃肠道蠕动，导致腹泻。葡萄不能与牛奶同食，葡萄含有丰富的维生素C，而牛奶中的某些成分会与维生素C发生化学反应，其反应产物会对胃肠道造成损害。因此，葡萄与牛奶同食也会引起腹泻，严重时会使人呕吐。葡萄不能与海鲜同食，葡萄与海鲜同食会引起呕吐、腹胀、腹痛、腹泻等症状。这是因为葡萄中含有较多的鞣酸，鞣酸遇到海鲜中的蛋白质和钙质会凝固、沉淀，形成一种不易被胃肠消化的物质。葡萄中含有多种发酵的糖类物质，这些物质对牙齿有较强的腐蚀性，因此食用葡萄后一定要漱口。

24. 橘子

【性味】味甘、酸，性凉。

【归经】归肺、胃经。

【功效】润肺止咳化痰，开胃理气，止渴。

【营养】含水量较高，含大量维生素C、枸橼酸及葡萄糖等。其热量在水果中属于中下水平。

【橘子的选择】个头中等，表皮光滑有弹性，且上面的油胞点比较细密，蒂上叶子新鲜，闻起来有清香味者，为佳品。

【食谱】橘子山楂饮　原料：橘子、山楂、水各适量。制作方法：先取橘肉榨汁，再将山楂洗净去核，加入200毫升清水一同熬烂，过滤取汁，将已榨好的橘汁兑入其中即可。

【验方】烤橘子治咳嗽：橘子洗净后放在40～50℃的开水中浸泡3分钟，用布擦干后烤至微焦，每日早、中、晚各食用1个。本品可用于治疗风寒感冒，症见咳嗽、痰多、咳吐白沫、形寒肢冷、流清涕、恶寒、无汗、苔白滑、脉滑。

【注意事项】每日3个橘子即可满足人体对维生素C的需要，若食用过多，体内草酸增多，易引起肾结石。过食橘子容易上火，出现牙周炎、口腔炎、便秘等症状。橘子不宜与牛奶、蟹、萝卜同食。萝卜进入人体会迅速产生一种叫硫酸盐的物质，并很快进行代谢，产生一种抗甲状腺的物质——硫氰酸。若同时进食橘子，橘子中的类黄酮物质会在肠道被分解，转化成羟苯甲酸和阿魏酸，它们可以加强硫氰酸对甲状腺的抑制作用，从而诱发或导致甲状腺肿。牛奶中含有丰富的蛋白质，橘子中含有丰富的果酸和维生素C，两者同食可导致蛋白质凝固成块，影响其消化吸收，引起腹痛、腹胀、腹泻等症状，建议喝完牛奶1小时后再吃橘子。饭前或空腹时不宜食用橘子，因为橘子中的有机酸会刺激胃壁黏膜，对胃不利。橘子含有叶红质，如果摄入过多，血中叶红质含量骤增，并大量存积在皮肤，能使皮下脂肪丰富部位的皮肤发黄，如手掌、手指、足掌、鼻唇沟及鼻孔边缘。服用维生素 K、磺胺类药物、螺内酯、氨苯蝶啶和补钾药物时，均应忌食橘子。

25. 梨（生梨、快果、果宗、玉乳、蜜父）

【性味】味甘、微酸，性凉。

【归经】归肺、心、肝、胃经。

【功效】清热化痰，生津润燥，解酒。

【营养】钾、水分和纤维含量都较高。

【梨的选择】形状端正规则，表面光滑细腻，梨皮细薄，梨脐深者，为佳品。

【食谱】①百合冰糖梨　原料：百合、梨、冰糖各适量。制作方法：百合洗净，去掉杂质及带褐斑的茎瓣，放入凉水中泡 1 小时左右。梨去皮、核，放入适量冰糖，加水 400 毫升，放入百合炖到软糯即可。②雪梨银耳羹　原料：雪梨 1 个，银耳 6 克，川贝母 3 克。制作方法：雪梨洗净，带皮切块。银耳泡发后，和雪梨、川贝母一起，放入砂锅用水煎服，每日 1 次，能清热润肺止咳。③川贝粉蒸梨　原料：鸭梨 1 个，冰糖、川贝母各适量。制作方法：鸭梨洗净去核，放入冰糖及川贝母，上锅蒸 20 分钟后食用，具有润肺止咳、生津润燥的功效。④米醋渍梨　取梨 5～10 个，放于米醋中浸渍 1 周。酒醉时食用，每次 1～2 个，能醒酒解毒、生津止渴。

【注意事项】梨性寒凉，每日 1 个即可。脾胃虚寒者不宜食生梨。由于梨性寒凉，蟹亦冷利，两者同食，伤人肠胃，易致呕吐、腹痛、腹泻。

26. 柿子

【性味】味甘、涩，性寒。

【归经】归肺经。

【功效】清热润肺化痰，生津止渴，解酒降压，止血，润肠通便。

【营养】柿子中含有丰富的蔗糖、葡萄糖、果糖、蛋白质、胡萝卜素、维生素 C、瓜氨酸、碘、钙、磷、铁。碳水化合物含量和热量在水果中偏高，钾含量较高，维生素 C 含量与橙子较接近。

【柿子的选择】外形较大，色泽鲜艳，无斑点、伤疤、裂痕，软硬均匀，体型规则方正者，为佳品。

【验方】冰糖蒸柿饼：柿饼 3 个洗净，加少量冰糖及清水，放入锅中隔水蒸至柿饼软后服食，可用于治疗慢性支气管炎。

【注意事项】糖尿病患者忌食。中医认为螃蟹与柿子都属寒性食物，故而不能同食。从现代医学的角度来看，含高蛋白的蟹、鱼、虾在鞣酸的作用下，很易凝固成块，即胃柿石，因此柿子不宜与螃蟹、鱼、虾同食。柿子含有较多鞣酸和果胶，空腹时胃酸浓度较高，在胃酸的作用下，容易形成结石，严重者可造成消化道梗阻，引起腹痛、呕吐等症状，因此不可空腹食用。食用柿子要适量，尽量不要吃皮，因为鞣酸主要集中在柿皮中。食用柿子前后不宜饮用牛奶、醋、热汤，以免发生胃结石。食用红薯后胃中会产生胃酸，柿子中含有许多纤维素、胶酚、果胶，易形成胃柿石，因此柿子不要与红薯同食。柿子性偏寒凉，脾胃虚寒、泄泻便溏者少食。柿子的鞣酸成分可与铁质结合，影响铁剂补血药的吸收和利用，正在服用补铁药的人应少食柿子。海带和紫菜富含钙离子，与含鞣酸的柿子同食，容易形成不溶性结合物，导致胃肠不适，因此柿子不能与海带、紫菜同食。无论是新鲜柿子还是柿饼，均含糖量较高，糖尿病患者慎食或禁食。

27. 香蕉

【性味】味甘、涩，性寒。

【归经】归胃、大肠经。

【功效】润肠通便，润肺止咳，解酒，清热解毒，利尿消肿。

【营养】高碳水化合物，高钾含量，在水果中热量偏高。

【香蕉的选择】皮色鲜黄光亮，两端带青，富有弹性者，为佳品。

【食谱】①香蕉粥　原料：新鲜香蕉250克，冰糖、粳米各100克。制作方法：香蕉去皮，切丁；粳米淘洗干净，清水浸泡120分钟，捞出沥干。锅内倒入1000毫升清水，加粳米，用旺火煮沸；再加入香蕉丁、冰糖，改用小火熬30分钟即成。此粥具有养胃止渴、滑肠通便、润肺止咳的功效。②炸香蕉　原料：香蕉、鸡蛋、面粉、芝麻各适量。制作方法：香蕉切片，鸡蛋和少量面粉和糊。将切好的香蕉片放在糊里蘸均匀，在芝麻里滚一下。油热后把香蕉片放进去，炸到芝麻变成淡黄色即可。③煮香蕉　原料：香蕉、冰糖各适量。制作方法：黄熟香蕉去皮，切块，加入清水1碗，适量冰糖，隔水炖煮约1小时即可，能治疗燥咳。④香蕉橘子饮　原料：香蕉、橘子各10克，蜂蜜

30 毫升。制作方法：香蕉去皮，捣成泥；橘子洗净，榨成汁。将橘子汁与香蕉泥充分混合后，加入蜂蜜调匀即可饮用，具有清热解毒、润肠通便、止咳化痰的功效。

【注意事项】急慢性肾炎患者少食，不宜与红薯、芋头同食。生香蕉所含鞣酸具有非常强的收敛作用，令粪便干结变硬，从而造成便秘，因此生香蕉涩肠、熟香蕉润肠。香蕉不宜放于冰箱中冷藏。

28. 桂圆（龙眼肉）

【性味】味甘，性温。

【归经】归心、脾经。

【功效】补益心脾，养血安神定悸。

【营养】热量、碳水化合物和钾含量较高，维生素 C 含量与橙子相当。

【桂圆的选择】外壳平整，色泽黄褐、无白点，颗粒大、形圆匀称，肉质厚且味道甘美者，为佳品。

【食谱】①龙眼糖水　原料：龙眼肉 30 克，红糖适量。制作方法：龙眼肉放入碗中，置于锅上蒸，加入红糖用开水调服。②龙眼枸杞煎　原料：龙眼肉 30 克，枸杞子 24 克，桑椹 18 克，白糖适量。制作方法：龙眼肉、枸杞子、桑椹洗净后用水蒸，最后加入白糖调味即可，具有补血、养肝、益肾的功效。③龙眼莲子粥　原料：龙眼肉、莲子各 15 ～ 30 克，红枣 8 枚，糯米 50 克，白糖适量。制作方法：莲子去皮、去心，红枣去核，与糯米、龙眼肉同煮做粥，食时加糖，具有补益心脾、养神益智的功效。④党参红枣桂圆茶　原料：党参 2 根，红枣 10 枚，桂圆 8 粒，生姜 2 片。制作方法：党参、红枣洗净，用清水浸泡 20 分钟，桂圆洗净，生姜切片备用。将全部食材放入汤锅中，加入清水1500毫升，大火煮沸后改小火煲45分钟，煮好后放入保温杯中代茶饮。⑤山药桂圆粥　原料：怀山药、桂圆肉各30克，盐和味精适量。制作方法：怀山药洗净，浸泡1小时，同洗净的桂圆肉放入盅内，加开水适量，加盖小火隔水炖3小时，调味即可。⑥桂圆膏　原料：桂圆肉100克，黑芝麻40克，黑桑椹50克，玉竹30克，蜂蜜适量。制作方法：上述食材加水浸泡1小时，然后用文火煎煮，每30分钟提取汁液1次，共3次。再将3次滤出的汁液用小火浓缩，至浓稠如膏时加蜂蜜1勺，稍煮沸即停火，冷却。每次服1～2匙，开水冲化饮服，具有健脾益气、补血养肝的作用。⑦姜枣桂圆汤　原料：干姜10克（切薄片），红枣、桂圆肉各30克，红糖20克。制作方法：上述食材一同入锅，加水500毫升煎煮15分钟，早晚服用。此汤具有健脾暖胃、散寒止痛功效，适用于脾胃虚寒，有慢性胃炎病史的患者。

【注意事项】桂圆甘温、大热，一切阴虚内热体质及热性疾病患者均不宜食用。妇女怀孕后大多阴血偏虚，阴虚则生内热，应慎食龙眼。过敏者禁食龙眼。不要过多食用，以免上火，出现流鼻血、口腔溃疡、便秘等症状。临床有食用桂圆引起荨麻疹的病例报道。

29. 石榴（丹若、金罂、涂林、沃丹）

【性味】味甘、酸、涩，性温。

【归经】归肺、肾、大肠经。

【功效】石榴果生津、润燥、收敛，石榴花清热止血，石榴叶收敛止泻，石榴皮涩肠止泻、止血、驱虫。

【营养】碳水化合物含量较高，膳食纤维和钾含量也较高。

【石榴的选择】果棱凸出，表皮光亮色淡，皮肉紧绷，手感重者，为佳。

【验方】①烧烫伤：石榴皮适量，研细末，与芝麻油调匀，涂患处。或用石榴皮 500 克，加水 500 毫升，文火煎成 250 毫升。用过滤后的药液浸湿纱布多块，贴于创面，如无渗液不用换药，如有渗液可每日换药 1 次，痊愈时纱布自行脱落。②妇女带下症：石榴皮烧炭存性，研细末，空腹每次服用 3 ～ 6 克，糖水送服。③久泻久痢：石榴 1 个，连皮捣碎，放入食盐少许，加水煎服，每日 3 次。或用石榴皮 30 克，加水 500 毫升，文火煎 30 分钟，每日 3 次，每次口服 20 毫升。④蛔虫病：石榴皮 15 克，槟榔 9 克，水煎服。⑤口腔溃疡：石榴 1 个，去皮，捣烂，开水浸泡，过滤取汁，频频含漱。⑥石榴汁：每日饮用石榴汁 250 ～ 300 毫升，对阳痿、前列腺癌有改善作用，具有抗氧化、预防心脏病及动脉硬化的作用。⑦番石榴叶治急性腹泻：番石榴叶 30 克，水煎服，每日 1 次。⑧宁嗽定喘饮：生山药 45 克，酸石榴汁 18 克，甘蔗汁 30 克，生鸡子黄 4 个。山药熬汤，将后 3 味兑入山药汤中，分 3 次服下。

【注意事项】不宜与海鲜、鱼类、人参、西红柿、螃蟹、西瓜、土豆等同食。石榴皮煎剂对胃黏膜有刺激性，胃炎患者慎用。石榴皮碱有毒性，为脂溶性物质，用于杀虫时，忌用油类泻下剂及含有油类的食物，防止鞣酸及石榴皮碱的吸收增加，预防中毒。石榴含糖量高，并有收敛作用，感冒及急性炎症、大便秘结患者要慎食，糖尿病患者忌食。石榴多食易上火，支气管炎患者少食。

30. 柑橘

【性味】味甘、苦、酸，性凉。

【归经】归脾、胃、膀胱经。

【功效】理气和胃，止咳化痰，生津止渴，利尿，醒酒。

【营养】膳食纤维及果胶含量较为丰富。

【柑橘的选择】上端有小枝，有弹性，表皮呈橙红色者，为佳品。

【注意事项】不宜与萝卜、牛奶同食。不可过多食用，临床有过量食用柑橘致胡萝卜素血症的报道。

31. 柚子（雪柚、柚、胡柚）

【性味】味甘、酸，性凉。

【归经】归肺、脾经。

【功效】理气化痰，润肺清肠，补血健脾。

【营养】含有一定量维生素C，其热量和钠含量都较低。

【柚子的选择】底部稍平，呈扁圆形，表皮细腻光滑，色泽均匀，呈黄色或橙黄色，硬实质重者，为佳品。

【食谱】①冰糖柚子皮　原料：柚子皮、冰糖各适量。制作方法：柚子皮洗净后切丝，将水、柚子皮、冰糖以5∶2∶1的比例兑好，大火烧开，小火熬煮20分钟左右，至柚子皮呈透明状、冰糖变稠，关火晾凉，装入容器，可以随吃随取，加入适量凉开水或温水饮用。②原料：柚子、梨、冰糖或蜂蜜各适量。制作方法：柚子肉、梨各100克，共同煮烂，加蜂蜜或冰糖调服，具有清肺止咳的功效。③原料：柚子皮15克，山楂、鸡内金各10克，砂仁5克。制作方法：上述药物，以水煎服，每日1次，具有健脾消食的作用，适用于疳积。④蜂蜜柚子茶　原料：柚子 1 个，蜂蜜 200 克（最好是槐花蜜），冰糖 100 克。制作方法：柚子洗净后，刮皮，把皮切成细丝，果肉剥出，用搅拌机将果肉榨汁。榨好的果肉与切好的丝上锅小火煮两小时，放入冰糖和半碗水，待煮好后晾凉，与蜂蜜混合装在罐中，密封，放入冰箱冷藏 3 天即可食用。

【注意事项】如果在服用阿托伐他汀、辛伐他汀等降脂药期间吃柚子，可使血药浓度和生物利用度增加 8 ～ 12 倍，使发生不良反应的可能性增加，患者发生肌肉疼痛、横纹肌溶解的可能性增加，甚至会引起肝肾功能损伤等。柚子中含有的呋喃香豆素，会抑制人体中一些代谢酶的活性如 CYP2C19，能延长地西泮（安定）、咪达唑仑等镇静催眠药的代谢，延长药物作用时间，从而引起眩晕和嗜睡，或者出现“宿醉”反应。柚子会阻碍女性对避孕药的吸收，服用了避孕药的妇女如果在性生活后食用柚子，可能导致避孕失败。柚子可使环孢素等免疫抑制剂的血药浓度增加，使发生不良反应的可能性增加，增大肝肾毒性。若这类药长期与柚子同吃，有诱发肿瘤的危险。降压药物钙离子拮抗剂如硝苯地平、维拉帕米等，同柚子汁服用，会导致降压药物血药浓度增加，使血压骤降，轻则头晕乏力，重则诱发脑卒中、心绞痛。其他与柚子产生不良作用的药物还有抗过敏药、抗精神病药、西沙比利等。另外，柚子含有大量钾，肾病患者在食用柚子前需咨询医师。柚子性凉，脾胃虚寒、风寒感冒、大便溏薄者慎食。柚子少食能开胃消食，多食则伤脾伐胃。小儿脾胃虚弱，多食容易导致食少腹胀、腹泻等症，因此小儿不宜多食。

32. 金橘（金柑、寿星桔）

【性味】味辛、甘、酸，性温。

【归经】归肺、肝、脾、胃经。

【功效】理气解郁，消食化痰，止渴，醒酒。

【营养】钙、钾与维生素 C、维生素 A 含量较高，其热量在水果中属于中等水平。

【金橘的选择】表皮较薄、有油点，色泽鲜亮，呈橘黄色，底部有灰色小圆圈，长柄端凹陷者，为佳品。

【食谱】金橘茶　原料：金橘 500 克，食盐 100 克。制作方法：金橘略晒（皮软为度），盐渍贮瓶中，存 3 ～ 6 个月。每次取盐渍金橘 3 ～ 5 枚，洗去表面盐粒，捣烂，加白糖适量，用开水泡饮。

【注意事项】糖尿病患者忌食。不宜与牛奶同服。藏绿豆中经时不变。

33. 阳桃（星梨、五敛子、洋桃）

【性味】味甘，性寒。

【归经】归肺、心、小肠经。

【功效】生津止渴，解热除烦，利小便，解酒毒，消积滞，美白。

【营养】为低热量水果，含一定量的钾和纤维。

【阳桃的选择】棱片肉较肥厚且均匀，外观完整，绿中带黄者，为佳品。

【食谱】①阳桃汁　原料：新鲜阳桃 3 枚。制作方法：阳桃洗净，切丁，捣烂绞汁。把果汁倒入杯中，加 100 毫升温开水调匀。每日 2 次，具有清热祛风、止痛消肿的功效。②阳桃芡米粥　原料：阳桃、大米各 100 克，芡实 50

克，白糖 50 克。制作方法：阳桃洗净，切成果丁，大米以清水淘洗干净。把阳桃丁、芡实、大米一同放入一个大瓦罐中，加清水 750 毫升，以小火慢炖 60 分钟后，加入白糖即可，有健脾益胃的功效。③阳桃肉　原料：新鲜阳桃适量。制作方法：阳桃鲜食，每日 2 ～ 3 次，可治风热咳嗽、咽喉肿痛。

【注意事项】患有或曾经患有肾脏疾病，如肾病综合征、肾功能衰竭、尿毒症的患者忌食阳桃，以免中毒。阳桃导致的急性肾损伤是急性草酸盐肾病。阳桃属于草酸含量高的水果，草酸进入人体和一些金属离子结合，形成不溶性的草酸盐晶体，经肾脏排泄可导致肾小管阻塞、变形坏死，引起肾功能不全。草酸盐结晶沉积在脑组织，可导致神经系统功能紊乱。草酸盐对胃肠黏膜有刺激性，可引起腹泻。阳桃中毒可引起顽固性呃逆、肢体麻木、肌力下降、皮肤感觉异常、失眠、兴奋、思维混乱、癫痫发作、嗜睡、昏迷、腹泻、血尿等症状，血液透析对阳桃毒素有良好的清除作用。食用阳桃后不宜饮酒，因为酒中的乙醇和阳桃中的草酸在人体存在竞争性排泄，二者同食可导致肾功能损害。食用阳桃后马上饮酒可引起血尿酸升高，会加重肾功能损伤。阳桃鲜果性稍寒，多食易致脾胃湿寒，有碍食欲及消化吸收。若为食疗目的，无论食生果或饮汁，最好不要冷冻或加冰饮食。

34. 无花果（天生子、文仙果、蜜果、明目果、奶浆果）

【性味】味甘，性平。

【归经】归心、脾、胃经。

【功效】补脾开胃，催乳，润肺止咳，清热生津，消肿止痛，润肠。

【营养】含有18种氨基酸，富含多种维生素，其中维生素A、维生素C的含量尤其丰富，同时也是富硒水果。

【无花果的选择】外表丰满，无瑕疵，柔软，果实上裂纹多，开口小者，为佳品。

【食谱】无花果粥　原料：无花果干50克，粳米100克。制作方法：无花果洗净去皮，切成碎米状待用。粳米洗净加水煮粥，至八成熟时放入无花果碎，出锅前放入冰糖即可。

【验方】①无花果炖猪蹄：干无花果30克（鲜品100克），干黄花菜15克（鲜品50克），猪蹄1只。无花果、黄花菜先用温水浸泡30分钟，与猪蹄一起炖烂，熟后加适量盐等调味即可，喝汤吃菜，可治乳汁不通。②无花果茶：无花果2枚，开水冲泡，代茶饮，可治咽喉痛、胃溃疡。③蜜蒸无花果治痔疮：无花果7枚洗净放入碗中，倒入蜂蜜100毫升，放蒸锅内文火蒸20分钟，取出即可食用。④无花果公英汤：无花果、蒲公英各30克，水煎服，药渣捣烂外敷，每日数次，可清热解毒，治乳房肿胀疼痛。⑤咽炎：鲜无花果5枚（切片），麦冬12克，金银花20克。上述3味用开水浸泡半小时后代茶饮，可治疗咳嗽、慢性咽炎。⑥无花果炖猪大肠治疗内痔：无花果成熟鲜品100克，加洗净猪大肠250克，炖熟后每日早、晚分2次服用（不加盐或少加盐），连服10～20日。

【注意事项】大便溏者不宜生食。腹泻、脂肪肝、脑血管病及糖尿病患者不宜食用。

35. 柠檬

【性味】味酸、甘，性平。

【归经】归肝、胃经。

【功效】止咳化痰，开胃醒脾，消暑生津，和胃降逆，安胎，美容。

【营养】富含柠檬酸、苹果酸、维生素C、钾、钙、镁、磷等营养成分，还含有柠檬精油、橙皮苷、柚皮苷等保健成分。水分含量很高，钾含量较高。钙含量较高，但吸收率很有限。

【柠檬的选择】整体呈椭圆形，果蒂和花蒂为尖状凸起，表面光滑，色泽均匀，有弹性者为佳品。

【食谱】柠檬水　原料：柠檬1个，蜂蜜或糖适量。制作方法：新鲜柠檬带皮切薄片，加入60～70℃的水适量。可适当加糖或蜂蜜，有利于平衡酸味。柠檬中含有大量柠檬酸盐，这种物质可阻止钙结晶形成结石，常喝柠檬水可预防肾结石。

【注意事项】消化道溃疡、糖尿病患者慎用。柠檬不要与牛奶、胡萝卜、虾、鱼等同食，以免营养损失或产生有害物质。切开后一次吃不完的柠檬，可以切片放在蜂蜜中腌渍。将柠檬片放入干净无水的玻璃容器中，加入蜂蜜直至完全淹没，密封后放于冰箱保存，能保存1个月。需要时用干燥的勺子取出一部分，泡水喝即可。

36. 山楂（红果、山里红、赤瓜实）

【性味】味酸、甘，性微温。

【归经】归脾、胃、肝经。

【功效】开胃消食，化滞消积，活血散瘀，化痰行气。

【营养】高碳水化合物，高水分，热量较低。

【山楂的选择】无虫眼，无裂口，颜色呈亮红或深红，质稍硬者为佳。

【验方】①山楂雪梨水：山楂去籽，雪花梨去皮、核，与冰糖适量浸入冷水中煮熟，连汁服下，每日 1 次，治久咳不愈，痰多而黏。②楂芽降脂茶：山楂、麦芽各 30 克，决明子 15 克，茶叶、荷叶各 6 克。先将山楂、麦芽、决明子放于锅内，加清水煎 30 分钟后，放入茶叶、荷叶煮 10 分钟，取汁，然后再加清水煎 1 次取汁，把两次煎得的汁混合即可。代茶饮，每日 1 剂，具有平肝泄热、消食降脂的功效。③楂菊银桑汁：山楂、金银花、菊花各 15 克，桑叶 10 克，清水适量。四味同入砂罐煎煮取汁。具有散风清热、平肝明目的功效。④山楂菖蒲茶：山楂 30 克，石菖蒲 15 克，冲入沸水加盖泡 10 分钟，代茶饮，具有化痰、解郁、活血的功效。⑤山楂 10 克，当归 10 克，白鲜皮 5 克，白蒺藜 5 克，沸水冲泡 20 分钟后代茶饮，可治雀斑、黄褐斑。⑥山楂消食粥：山楂 30 克，大米 100 克，莲子 30 克，红枣 8 枚，葡萄干 20 粒，砂糖 10 克（糖尿病者后两者不加）。先将山楂、红枣去核切片，与莲子、葡萄干一起浸泡 20 分钟。粥锅内加足量水，放入大米，武火煮开后转文火煮 20 分钟。米熟后放入莲子，煮 15 分钟，放入山楂，搅拌至粥变成粉红色，放入枣片与葡萄干，再煮 5 分钟，最后加砂糖调味即成，具有健脾消食的功效。

【注意事项】不宜与海鲜、鱼类、柠檬同食。山楂不能用铁锅煮，以免果酸溶解铁后生成低铁化合物而引起恶心、呕吐、口舌发紫等中毒症状。山楂味酸，消化道溃疡患者不宜食用。换牙期的儿童不可过多食用山楂，以免对牙齿生长不利。山楂有活血的功效，能刺激子宫收缩，孕妇不宜食用。山楂中含有大量鞣酸和果胶，贪食未经处理的生山楂，使大量鞣酸和果胶进入胃里，与胃液和食物蛋白发生反应产生凝固团块即结石，严重者可导致肠梗阻。山楂中含有鞣质，不宜空腹食用，应在饭后食用。山楂为行气、消积滞之品，在服用人参等补气药物时不宜食用山楂。

37. 沙果（文林果、林檎、花红果）

【性味】味甘、酸，性平。

【归经】归脾、胃经。

【功效】止渴生津，消食化滞，涩精止痢，驱虫明目。

【营养】含有丰富的维生素、有机酸，以及铁、锌、钙等微量元素，尤其是抗氧化因子和硒、锌的含量较高。

【沙果的选择】大小均匀整齐，枝梗新鲜牢固，果肉饱满，无虫蚀者为佳。

【注意事项】糖尿病、血栓闭塞性脉管炎、痛风、痈疖、疔疮患者忌食。

38. 甘蔗

【性味】味甘，性寒。

【归经】归肺、胃经。

【功效】清热解毒，生津止渴，滋阴润燥，和胃止呕。

【营养】热量较低，高水分。

【甘蔗的选择】粗细均匀，相对较直，节头少者为佳。紫皮甘蔗，皮泽光亮者为佳。

【注意事项】不可与酒共食，易生痰。霉变的甘蔗按之质软，瓤部较正常甘蔗颜色深，呈浅棕红色，闻之有轻度霉变味，食之有霉酸酒糟味。这种甘蔗被节菱孢霉菌感染，分泌 3– 硝基丙酸神经毒素，会损害中枢神经系统，食后 2 ～ 8 小时可发病。最初表现为消化系统症状，如恶心、呕吐、腹痛、腹泻等，随后可出现头痛、头晕、视物模糊、幻视或复视、双下肢乏力，重则发热、抽搐、昏迷、呼吸衰竭而危及生命。即使能够存活下来，也可能留下严重的类似脑炎后遗症的神经系统后遗症，导致终身残疾。因此，切记千万不要购买霉变的甘蔗，哪怕霉变程度较轻，仅有几个霉点，也不要食用!

坚果类

1. 莲子（莲子肉、藕实、莲实、水芝丹、泽芝、莲蓬子）

【性味】味甘、涩。鲜品性平，干品性温。

【归经】归脾、肾、心经。

【功效】清心健脾，止泻止带，养心安神，益肾涩精，明目，美容。

【营养】蛋白质、碳水化合物和钾含量较高，热量很高。

【莲子的选择】颗粒较大，大小均匀，表面整齐没有杂质，呈淡淡的黄色，有明显光泽者为佳品。颜色异常发白者可能是硫黄熏制或化工漂白剂加工而成。

【食谱】①莲子山药粥　原料：莲子（去心）12 克，怀山药 15 克，鸡内金 9 克，糯米、白糖各适量。制作方法：前三味与糯米煮粥，加适量白糖食用。此粥具有健脾消食的功效，可用于脾虚食欲不振者。②莲子百合粥　原料：莲子 9 克，龙眼肉 15 克，百合 12 克。制作方法：水煎服，可用于心脾两虚所致心悸失眠。③莲子芡实粥　原料：莲子 9 克，芡实 9 克，怀山药 15 克，雪耳 6 克，鸡蛋 1 个，砂糖适量。前四味水煎，加入鸡蛋与适量砂糖服用，能治疗遗精。④莲子粥　原料：莲子 50 克，糯米 50 克，冰糖适量。制作方法：莲子浸泡于温水中，糯米淘净。二者放入锅中，加水适量，武火煮沸，文火慢熬，煮至莲子酥烂粥稠，放入冰糖，再煮沸 1 ～ 2 次，至冰糖熔化即可。

【注意事项】不宜与牛奶同服。平素大便干结或腹部胀满者应少食。

2. 大枣（干枣、良枣、美枣、红枣）

【性味】味甘，性温。

【归经】归脾、胃经。

【功效】补益脾胃，养血安神。

【营养】碳水化合物与钾含量较高，热量和维生素 C 在水果中偏高。

【枣的选择】颜色为紫红色，或偏暗一些，较为均匀；有光泽，表面皱纹细浅；切面较整齐，枣核较小，枣肉厚实，松紧度适中者为佳。

【验方】①大枣陈皮助消化：大枣 10 枚，陈皮 6 克，用沸水冲泡 10 分钟左右，饭后饮水吃枣。②大枣花生粥：大枣 12 枚，花生 30 克，水煮后服用，可用于治疗血小板减少性紫癜。③生姜大枣治胃炎：生姜、大枣洗净，生姜带皮切下约 4 克，然后与 1 枚大枣放在嘴里嚼烂后咽下，每天服用3次，可缓解脾胃虚寒的胃炎症状。

【注意事项】不宜与虾皮、葱、鳝鱼、海鲜同食。因为动物肝脏富含铁元素，容易使大枣中的维生素氧化而失去功效，故不能与之同食。因为黄瓜含有维生素分解酶，萝卜含有抗坏血酸酶，这两种成分可破坏大枣中的维生素，故不能与之同食。大枣味甘、有滋腻之性，容易助湿，痰湿体质者少食。大枣偏于温补，易上火，体质偏热者少食。感冒初期不宜食用大枣，因大枣的滋腻之性会导致邪气滞留，使邪气难以祛除。大枣含糖量比较高，糖尿病患者不宜多食。

3. 核桃（合桃、胡桃、羌桃）

【性味】味甘，性温。

【归经】归肾、肺、大肠经。

【功效】补气养血，补肾固精，温肺定喘，润肠通便，活血化瘀，安神益智，养颜，抗衰老。

【营养】鲜核桃水分率接近50%，所以其热量较其他干坚果低，蛋白质、脂肪等含量也相对较低。核桃中还有较多的维生素E。

【核桃的选择】表皮呈淡黄色，缝合线坚实，手感较沉，闻起来有淡淡木香味者为佳。

【食谱】①核桃配芝麻　原料：核桃仁60克，黑芝麻30克。制作方法：上二味捣烂，每早服用1勺，温开水冲服。② 芝麻核桃粥　原料：黑芝麻15克，核桃仁15克，粳米100克，白糖适量。制作方法：黑芝麻、核桃仁、粳米洗净，与白糖一起放入锅内，加水适量，煮熟即可。此粥具有润肠通便的功效，可用于治疗便秘。③炸核桃　原料：核桃仁 120 克，白糖适量。制作方法：核桃仁用芝麻油炸酥，加白糖适量，研成粉状。每日 3 次，温开水送服，可用于治疗胆结石、尿路结石。④牛乳胡桃饮　原料：牛乳 200 克，炸胡桃仁 60 克，生胡桃仁 40 克，大米 60 克，白砂糖 20 克。制作方法：将大米、胡桃仁加清水与牛乳拌匀磨细，过滤取汁备用。另取清水适量烧开，放入白糖溶化，倒入滤液，烧沸即可饮用。每日 1 剂，具有补益肺肾的功效，可用于治疗肺肾气虚所致的阳痿、腰痛、咳嗽、短气、自汗等。⑤核桃杏仁膏　原料：核桃仁 250 克，杏仁 60 克，生姜 50 克，蜂蜜 250 克。制作方法：前三味捣烂如泥，后入蜂蜜熬成膏。每日早、晚各服 10 克，具有补肾敛肺、定喘止咳的功效。

【注意事项】因核桃性热，多食易生痰动火，白酒也属辛甘大热之品，二者同食，易致血热，所以核桃不宜与酒同食，特别是有咯血宿疾的患者更应禁食。核桃中含有丰富的蛋白质与铁元素，而茶叶中含有鞣酸，鞣酸会与核桃中的铁、蛋白质结合，生成不溶性沉淀物，不易被消化吸收，所以食用核桃时忌饮浓茶。核桃富含油脂且有刺激性，不可过多食用，过量食用易伤肠胃，会引起呕吐、消化不良等症。核桃油脂丰富，能润滑肠道，泄泻者不宜食用。

4. 栗子

【性味】味甘，性温。

【归经】归脾、胃、肾经。

【功效】补肾强筋，养胃健脾，活血止血。

【营养】碳水化合物含量极丰富，还含有丰富的不饱和脂肪酸、多种维生素和矿物质。

【栗子的选择】外壳鲜红，带褐、紫、赭等色，有光泽；颗粒坚实，摇无壳声，果肉不粘壳者为佳。

【食谱】①栗子粥　原料：栗子、大米各适量。制作方法：栗子与大米共煮成粥，具有补肾壮骨的功效。②栗子茯苓粥　原料：栗子 30 克，茯苓 12 克，大米 60 克，大枣 10 枚。制作方法：上述食材共煮成粥，具有健脾养胃的功效，可用于治疗脾胃虚弱引起的腹泻。③栗子鸡　原料：栗子 250 克，鸡 1 只。制作方法：鸡肉切块，放入锅中微炒，加适量盐、调料和糖，再放入栗子，加清水适量，煮开后换小火焖至栗熟而粉即可。本品可用于治疗脾胃不足、肾气虚弱。④栗子猪肉汤　原料：栗子 200 克，猪瘦肉 250 克。制作方法：猪肉切块，煸炒后加水及盐和其他调味品，加入栗肉炖汤，至栗熟肉烂即可。本品适用于体虚和慢性支气管炎的患者。⑤栗子山药粥　原料：山药 30 克，栗子 50 克，大枣 4 枚，粳米 100 克。制作方法：山药切块，栗子去皮，大枣去核，与粳米入锅煮粥。此粥具有补中益气、养血安神的功效。

【注意事项】糖尿病患者忌食。栗子生则发气，蒸炒热食则壅气。栗子与牛肉同食不易消化吸收。栗子食用太多易引起腹胀，甚则反酸烧心，每次 6 ～ 7 粒即可。栗子不能冷食，以免引起腹胀。

5. 花生（落花生、长生果、地果、金果、番豆）

【性味】味甘，性平。

【归经】归脾、肺经。

【功效】和胃止酸，润肺止咳，催乳，滑肠，养血止血（生用）。

【营养】水分含量低，脂肪、膳食纤维、碳水化合物和蛋白质含量高，热量高。

【花生的选择】果荚呈土黄色或白色，色泽分布均匀一致，颗粒饱满，形态完整，大小均匀者为佳。

【验方】①花生红枣炖鸡蛋：花生仁 40 克，红枣 15 枚，鸡蛋 2 枚，红糖 20 克。鸡蛋煮熟去壳，红枣洗净去核，与花生仁一同放进炖盅，倒入沸水 1 满碗，盖上炖盅，隔水炖。先用中火炖 1.5 小时，放入红糖，再炖约 30 分钟即成，佐餐或当点心食用。本品具有健脾益胃、和中养气、补血增乳的功效，尤适用于体质虚弱、贫血、胃寒不适、产后乳汁不足以及慢性肝炎患者。②花生红糖饮：生花生仁 60 克捣为碎面，投入 400 毫升沸水中，煮沸后离火，放入 30 克红糖熔化，趁热一次饮尽。每日 2 ～ 3 次，饭前服用，可治疗各种缺乳，尤其是气滞缺乳。③生花生仁饭前空腹食用，每日 3 次，每次约食 15 粒。轻者食 1 周，中度者食 2 周，重症者食 3 周，胃酸可显著减少，对胃炎和轻度溃疡有特效。④带皮生花生仁、冰糖、霜桑叶各 15 克，加水煎煮，至花生熟透，去桑叶，食花生并饮汤。每日两次，2 周为一疗程，可治疗哮喘。⑤醋泡花生　花生仁泡于醋中 1 周以上，每日睡前嚼碎吞服 2 ～ 4 粒，有降压作用。⑥花生仁、百合、北沙参各 15 克，水炖后加蜂蜜食用，对于肺阴亏虚所致干咳、声音嘶哑有较好的疗效。

【注意事项】因为花生的脂肪和蛋白含量较高，腹泻、胆囊炎、消化道溃疡患者不宜食用，以免加重消化道负担。高脂血症患者应少食。因高脂饮食会减少尿酸排出，所以痛风患者急性发作期应禁食花生。因油炸花生容易上火，故肝火上亢有内热者最好食用水煮花生。花生属于高热量坚果，需要控制总热量的糖尿病患者应慎食。花生不宜与黄瓜、螃蟹同食。花生能促进血凝，促进血栓形成，故血黏度高或有血栓的患者不宜食用。花生霉变后含有大量致癌物质黄曲霉菌，千万不可食用。对花生过敏者禁食，尤其是5岁以下小儿，尽量不食用。花生不可过量食用，一般每天控制在50克以下。

6. 榛子（山板栗、尖栗、棰子）

【性味】味甘，性平。

【归经】归脾、胃经。

【功效】补脾益气，涩肠止泻，明目，延缓衰老。

【营养】富含优质蛋白、矿物质和不饱和脂肪酸。

【榛子的选择】分量重，个头大；果仁衣色泽黄白，仁肉白净；壳薄、无木质毛绒者为佳。

【验方】①榛子山药参陈汤：榛子60克，山药30克，党参12克，陈皮9克，水煎服。适于病后体虚、食少疲乏者。②榛子枸杞粥：榛子30克（捣碎），枸杞子15克，粳米50克，三者共用文火熬成粥。每日早晚空腹服食。此粥可以养肝益肾、明目丰肌，适用于体虚、视昏等。③榛子羹：榛子15克，炒黄，研成细末，掺入30克藕粉内，用滚开水冲后，加白糖调匀食用。可作早餐或点心，时时服食，适于病后体虚、食少、易于疲倦者。④榛莲粥：榛子、莲子各20克，捣碎，与粳米50克一起煮粥服食，适于癌症和糖尿病患者食用。⑤榛子粳米粥：榛子50克，水浸去皮，磨碎滤取浆汁，再和50克粳米同煮成粥，食用时调入蜂蜜少许，有益气力、宽胃肠、温中止泻的作用，适于脾胃虚者服食。

【注意事项】胆囊炎患者少食。存放时间较长的榛子易走油，产生哈喇味，不宜食用。每次食用 20 颗左右为宜。

7. 葵花籽

【性味】味甘，性平。

【归经】归大肠经。

【功效】降血脂，降血压，驱虫。

【营养】高脂肪、高蛋白、高碳水化合物、高热量、高钠、高钾、高磷。

【葵花籽的选择】外壳呈灰色，夹杂白色条纹，亮丽而有光泽，干燥不粘手，饱满硬实，表皮不会被搓掉，有清香味者为佳。

【验方】葵花籽液治咽痛：生葵花籽 100 克，烘干或文火轻炒（勿久炒）去壳，再将无壳葵花籽研碎为末，浸泡在 500 毫升 38 ～ 50 度的白酒中 24 小时以上，再用纱布过滤得原汁约 450 毫升，装入小口瓶备用。当咽喉疼痛时，取原汁按 1∶10 的比例兑入冷开水中，即成葵花籽液，每隔两小时饮用 1 次，一般 4 ～ 5 天即可见效。

【注意事项】葵花籽含有丰富的植物油脂，大多为不饱和脂肪酸，过量食用会消耗大量胆碱，使体内磷脂的合成和脂肪的转运发生障碍，令大量脂肪堆积于肝脏，从而影响肝细胞的功能，破坏肝细胞，因此肝病患者忌食。食用葵花籽要适量。

8. 南瓜子

【性味】味甘，性温。

【归经】归胃、大肠经。

【功效】补脾益气，下乳，润肺燥，驱虫，消肿。

【营养】一种脂肪和蛋白质含量很高的种子零食，热量很高，磷含量极高。

【南瓜子的选择】有自然光泽，饱满均匀紧实，子色泽白净者佳。

【验方】①南瓜子治疗前列腺增生：每天食用 1 两炒南瓜子，亦可作为零食经常食用，可明显减少夜尿。②南瓜子治疗绦虫病：晨起空腹食用南瓜子 120 克，嚼碎吞下，2 小时后再服槟榔煎剂（槟榔 120 克，加水 500 毫升，煎至 250 毫升）；4 ～ 5 小时后如无肠蠕动增加或腹泻，可服用芒硝 9 克；同时温水坐浴，留取 24 小时大便寻找头节。

【注意事项】南瓜子一次不要食用太多，特别是消化功能不佳者宜少食，否则会感到脘腹胀闷。

9. 松子（海松子、红松果、罗松子、松实）

【性味】味甘，性平。

【归经】归肺、肝、大肠经。

【功效】补肾益气，润肠通便，润肺止咳，润肤泽颜，养血，乌发。

【营养】富含不饱和脂肪酸，如亚油酸、亚麻油酸等；还含有大量矿物质，如钙、铁、磷；热量较高。

【松子的选择】壳色浅褐，光亮；颗粒均匀，开口不均匀；松仁肉色洁白、质好，松仁芽心色白、质好；松子壳易碎、声脆，仁肉易脱出者为佳。

【食谱】松子炒玉米　原料：松子、鲜玉米粒各适量。制作方法：鲜玉米粒煮熟，捞出待用。炒锅中放入适量素油，烧至七成熟后放入松子翻炒，再加入熟玉米粒、精盐适量，翻炒均匀关火，加入少许味精调味即可。

【验方】松子蜂蜜治咳嗽便秘：鲜松子仁 100 克，蜂蜜 50 克，微炒。每次服用 50 克，每日 3 次，可治肺燥久咳、肠燥便秘。

【注意事项】不可与胡羊肉同食。松子富含油脂，胆功能不佳者慎食。存放时间较长的松子易走油，会产生哈喇味，不宜食用。

10. 开心果（阿月浑子、无名子）

【性味】味甘，微温。

【归经】归脾、肺经。

【功效】温肾暖脾，壮腰强筋，调中顺气。

【营养】水分含量低，纤维素、脂肪、碳水化合物、蛋白质含量高，热量高，含有较多维生素 B_6。

【开心果的选择】果壳淡黄色，果仁绿色，自然开口者为佳。

【食谱】开心果蜂蜜脆饼　原料：开心果 20 克，无盐黄油 30 克，蜂蜜 50 克，低筋面粉 120 克，泡打粉 1/4 小勺。制作方法：黄油隔水熔化，加入蜂蜜，用打蛋器搅匀；降温后，筛入低筋面粉和泡打粉，加入开心果，和成面团；面团放于油纸上，做成直径 3 厘米的圆柱体，冷藏 2 ～ 3 小时使其变硬，用刀切成厚 1 厘米的圆片。烤箱预热，160℃烤 20 分钟，熄火后继续用余温焖 10 分钟即可。

【注意事项】对开心果过敏者禁食。如食用开心果出现口唇发痒麻木、恶心呕吐、起皮疹，则可能为过敏，需要提高警惕。

11. 腰果

【性味】味甘，性平。

【归经】归脾、胃、肾经。

【功效】补脑养血，补肾，催乳，健脾除湿，润肠通便，润肺止渴，润肤美容，延缓衰老。

【营养】含有硒、镁、猛、铬等微量元素，含有丰富的油脂与维生素 B_1、维生素 A，属高热量、高脂肪的坚果。

【腰果的选择】呈完整的月牙形，气味芳香者为佳。

【食谱】腰果西芹　原料：腰果 1 把，木耳 3 ～ 4 朵，西芹 3 ～ 4 根，姜 1 块。制作方法：西芹去叶洗净，切小段；木耳泡发，切小块。油热，放入腰果，小火翻炒至微黄酥脆，盛出备用；锅中倒油烧热，加入西芹段煸炒，放入木耳，熟后放入盐等调味品，再放入腰果，搅拌均匀即可。

【注意事项】腰果油脂丰富，胆囊炎患者不宜食用；有润肠作用，腹泻患者不宜食用；含有多种过敏原，食用后一旦出现皮肤红斑、皮炎、荨麻疹、哮喘等症，即为过敏现象，则应忌食。腰果属于高热量坚果，食用过多易发胖，每日应控制在 10 ～ 15 粒。

第三节　五　畜

对于肉类的摄入，优先选择鱼类、禽类，少食肥肉和烟熏、腌制的肉制品。鱼类最好清蒸，因为这种烹饪方法 omega-3 脂肪酸的保存率最高。烤焦的肉含有致癌物，烧烤时不要食用外层焦煳部分。

水产类

1. 鲫鱼（喜头鱼、鲫板、鲫拐子、河鲫鱼、月鲫仔、童子鲫、鲫瓜子）

【性味】味甘，性平。

【归经】归脾、胃、大肠经。

【功效】益气健脾利湿，利水消肿，通脉下乳。

【营养】富含蛋白质、脂肪，并含有大量钙、磷、铁等矿物质。

【鲫鱼的选择】眼睛凸出，眼球黑白分明，身体扁平，色泽偏白者为佳。

【食用方法】炖。

【食谱】①鲫鱼豆腐汤　原料：鲫鱼3尾（约500克），豆腐150克，油、盐、料酒、姜块、葱末各适量。制作方法：鲫鱼去掉鱼鳃及内脏，尤其是肚子里面的黑膜；豆腐切条备用。油热煎鱼至两面变为黄色，加入凉水，放入豆腐条、姜块、料酒，大火烧开后改用小火慢熬，关火前放入盐、葱末。②鲫鱼赤小豆汤　原料：鲫鱼250克，赤小豆120克，精盐、味精各适量。制作方法：鲫鱼去鳞、鳃及内脏，切块备用。赤小豆入砂锅中加水煮至半熟，再同鲫鱼、精盐共煮至熟烂，调以味精即成。此汤能逐水利尿、消肿除胀，适用于有下腹水肿、四肢肿胀、小便不利等症的患者。③鲫鱼冬瓜汤　原料：鲫鱼250克，冬瓜皮30克。制作方法：上述食材共炖烂，加调味品，食鱼喝汤。治缺乳。④黄芪鲫鱼汤　原料：鲫鱼3尾（约500克），黄芪15克，葱花10克，姜片15克，精盐2克，胡椒粉1克，料酒30克，鸡精1克，猪油70克，醋4克，白糖5克，酱油6克。制作方法：鲫鱼洗净，两面各剖刀，待用；把姜、葱和用纱布包好的黄芪，一起水煎2次，每次15分钟，去渣取汁。锅上火，注入猪油，待油六成热时下姜片煸出香味，放入鲫鱼，加酱油、精盐、胡椒粉、醋、料酒及白糖调味，注入清水约5000毫升，再下药汁。中火烧开后改用小火慢炖至鱼熟，加鸡精调味即成。此汤具有补气健胃的功效，适用于脾虚者，症见食欲不振、消化不良、气短乏力、胃下垂、脱肛等。

【注意事项】不宜与砂糖、芥菜、山药、蜂蜜、猪肝、鸡肉同食。吃鱼前后忌茶。急性发作期的痛风患者（每100克鲫鱼含嘌呤137.1毫克），每天的嘌呤摄入量应控制在150毫克以内，此时应禁食鲫鱼。对鱼过敏者慎食或禁食鲫鱼。部分肝肾疾病患者以及有泌尿系结石的患者需对尿酸进行控制，因此这类患者也不可多食鲫鱼。鲫鱼中富含二十碳五烯酸，这种成分具有抑制血小板凝聚、抗血栓等作用，所以出血性疾病患者也不宜食用。处理鲫鱼的时候一定要把鱼鳃、内脏都去掉并冲洗净，尤其是鱼肚内的黑膜要去除干净，否则很腥。烹饪鲫鱼之前要注意抠起鱼鳃闻一闻有无异味，如有异味有说明鱼有可能已被污染，不宜食用。鱼子中胆固醇含量较高，故中老年人和高血脂、高胆固醇患者应忌食。

2. 鲤鱼（鲤子、鲤拐子、赤鲤鱼）

【性味】味甘，性平（温）。

【归经】归脾、肾、肺经。

【功效】利水消肿，补脾健胃，安胎通乳。

【营养】富含优质蛋白质、矿物质、维生素 A 和维生素 D。

【鲤鱼的选择】形体扁平、紧实；眼略凸，眼球黑白分明，眼面发亮；鳃片鲜红带血，清洁，无黏液、腐臭，鳃盖紧闭；鳞片紧贴鱼身，体表有一层清洁、透明、略带腥味的黏液；肚紧不破；鱼体发硬，肉紧，有弹性。

【食用方法】炖。

【食谱】①鲤鱼赤小豆　原料：鲤鱼 1 尾（约 1000 克），赤小豆 100 克，陈皮、花椒、草果各 7.5 克，葱、姜、胡椒粉各适量。制作方法：鲤鱼去掉鳞、鳃及内脏，赤小豆、陈皮、花椒、草果洗净，放入鱼肚中，加适量葱、姜、胡椒粉，蒸 1 ～ 1.5 小时，取出撒上葱丝即可。②鲤鱼冬瓜汤　原料：鲤鱼约 700 克，冬瓜 1000 克，葱姜等调味品各适量。制作方法：鲤鱼去鳞、鳃及内脏，洗净，入油锅炸至金黄色。锅内放水，放入冬瓜片、料酒、盐、糖、葱、姜和鱼，煮至鱼熟瓜烂，撒上胡椒粉。本品可用于肾炎水肿、浮肿、糖尿病、肝硬化腹水的辅助治疗。③鲤鱼猪蹄汤　原料：鲤鱼 500 克，通草 15 克，穿山甲 10 克，生姜、花椒、大蒜适量。制作方法：鲤鱼去鳞、鳃及内脏，洗净切块，同通草、穿山甲放入锅内，加生姜、花椒、大蒜煮至烂熟。食鱼肉饮汤，适用于产后乳汁不下或乳汁缺少。④山药鱼片汤　原料：怀山药 30 克（鲜品 50 ～ 100 克），鲤鱼 500 克，海带 50 克（切丝），调味品适量。制作方法：鲤鱼去鳞及内脏，切片。怀山药用冷水浸泡 2 小时，与海带丝同煮至怀山药烂熟，再入鲤鱼片同煮至熟，加食盐、味精、生姜、葱调味食用。本品适用于遗精、盗汗、夜尿增多、食欲不振等。⑤首乌鲤鱼汤　原料：鲤鱼肉500克（切片），制何首乌20克，生姜、胡椒、食盐、大蒜适量。制作方法：先将何首乌放入锅内，加生姜、胡椒、食盐、大蒜同煮30分钟，再放入鲤鱼煮至熟透，食肉饮汤。本品可用于治疗肝肾虚损，精血亏少所致的须发早白、腰膝酸痛、四肢乏力、胃脘冷痛、盗汗、遗精早泄、阳痿和性冷淡等。⑥鲤鱼汤　原料：鲤鱼1尾（约500克），生姜、大蒜、葱白等调味品适量。制作方法：鲤鱼去鳞及内脏，切片，与生姜、胡椒同煮至鱼烂熟，用味精、葱白、食盐少许调味，饮汤食肉。本品适用于治疗病后或产后脾胃虚寒之脘腹冷痛、少食纳呆等症。⑦鲤鱼杜仲汤　原料：鲤鱼1尾（约500克），杜仲、续断、调味品各适量。制作方法：鲤鱼留鳞去肠杂，续断、杜仲各15克（用纱布包），同放锅内加水和葱、姜、盐少许，煮至鱼肉熟，吃鱼喝汤。每日1剂，连用3～5天。可用于治疗胎动不安或胎漏。⑧鲤鱼白及汤　原料：乌鲤鱼1尾（约250克），白及15克，大蒜3瓣，食盐适量。制作方法：将鱼去内脏，洗净切块，大蒜、白及洗净，共入锅煮汤，加少量食盐调味食用，每天1次。可用于治疗痔疮。

【注意事项】不宜与绿豆、咸菜、芋头、猪肝、鸡肉、南瓜、狗肉同食。鲤鱼与咸菜同食可导致癌症。杀鱼时要小心，不要弄破鱼胆，万一弄破，要用清水彻底冲洗干净，方可食用。临床有报道食用鲤鱼胆导致中毒身亡的病例。鱼胆中毒的靶器官主要是肾，靶细胞是肾小管上皮细胞。

3. 草鱼（草包鱼、厚鱼、浑鱼、草根鱼、混子）

【性味】味甘，性温。

【归经】归肝、胃经。

【功效】暖胃和中，平降肝阳，益肝明目，祛风通痹，抗衰老，养颜。

【营养】含有维生素 B_1、维生素 B_2、烟酸，以及钙、磷、铁、锌、硒等。还含有丰富的不饱和脂肪酸，对血液循环有利，常食可起到保护心脑血管的作用。含有丰富的硒元素，经常食用有抗衰老、养颜的功效，对肿瘤也有一定的防治作用。

【草鱼的选择】鱼眼饱满凸出，角膜透明清亮；鳃丝呈鲜红色，黏液透明；鳞片有光泽且与鱼体贴附紧密，不易脱落；鱼肉坚实有弹性；肛孔色白、凹陷。

【食用方法】炖。

【食谱】①草鱼汤　原料：草鱼1尾，葱、盐适量。制作方法：草鱼去掉鳞、鳃、内脏，加葱煮食。②香烤草鱼　原料：草鱼1尾，生菜1棵，料酒、盐、生抽、豉油、葱、姜、胡椒粉、花椒粉各适量。制作方法：草鱼去掉鳞、鳃及内脏，洗净切厚片，用料酒、盐、生抽、豉油、葱、姜、胡椒粉、花椒粉腌渍入味；生菜洗净，沥干水分备用。将鱼片置于盘中，双面刷油后入微波炉，烧烤档，定时10分钟出炉；生菜垫盘，将烤好的鱼片置于菜中，即可食用。本品对体虚胃弱、营养不良，肝阳上亢、头痛耳鸣等病证有一定食疗作用。③草鱼冬瓜汤　原料：冬瓜500克，草鱼250克，调味品适量。制作方法：冬瓜去皮切薄片，鱼去肠杂及鳞。鱼入油锅稍炸，加入料酒、冬瓜、盐、葱、姜、水，煮至鱼熟入味即可。食鱼喝汤，可治高血压。

【注意事项】多食易导致疮疖。草鱼胆有毒，临床有食用草鱼胆导致肝、肾功能衰竭的报道。烹饪时不用放味精。

4. 鲈鱼

【性味】味甘，性平。

【归经】归肝、脾、肾经。

【功效】健脾，补气，益肾，安胎。

【营养】含有丰富的蛋白质和维生素 A、B 族维生素以及钙、镁、磷、硒、铜等。

【鲈鱼的选择】鳃呈鲜红色；表皮及鱼鳞无脱落，富有弹性；鱼眼清澈透明不混浊，没有红丝；无损伤痕迹的为好。秋末冬初，松江鲈鱼为佳。

【食用方法】清蒸、红烧、炖汤。

【食谱】①清蒸鲈鱼　原料：鲈鱼 1 尾，葱丝、生抽、盐、料酒、油、胡椒粉各适量。制作方法：鲈鱼去内脏，背部改刀，加盐、料酒腌制入味，上笼屉蒸熟，将葱丝摆在鱼身上，浇热油，淋上生抽、胡椒粉等调好的料汁。②干烧鲈鱼　原料：鲈鱼 1 尾，五花肉、青豆、胡萝卜、姜、大葱、小葱、干辣椒、酱油、料酒、胡椒粉、油、盐各适量。制作方法：鲈鱼表面切斜刀，适量盐均匀涂抹于鱼身两面，并准备好其他原材料。烧热锅，用姜涂抹锅底，放入适量油，放入鲈鱼小火煎至两面金黄后盛出。锅中留少许油，下入五花肉丁煸炒出油脂，待表面微微发黄时下姜片、葱段和红辣椒，煸炒出香味后加适量水、酱油和料酒。待汤汁煮开后放入煎好的鱼，一直保持大火，注意煮时要不停地用勺子将汁浇在鱼表面。大火收汁，在汁收到一半时加盐和胡椒粉调味；收到八成时放入青豆和胡萝卜丁；汤汁即将收好时先将鱼盛入盘中，再继续收汁，然后将汁连同配料一起淋浇在鱼上，最后撒些小葱末。③柠檬香烤鲈鱼　原料：鲈鱼 1 尾，柠檬、葱段、姜片各适量，料酒 15 毫升，蒸鱼豉油 15 毫升，盐 2 克。制作方法：柠檬切薄片，姜切丝，葱切段；鲈鱼去鳞及内脏，洗净后在鱼身正反两面各划 3 刀，然后将盐均匀涂抹在鱼的正反两面；将 1/3 的葱段、姜丝连同柠檬片塞在鲈鱼肚内；在鲈鱼的正反两面，各刷一层食用油。将折成长方形盒状锡纸铺在烤盘上，然后在锡纸里面平铺一层姜丝、葱段、柠檬片，倒料酒；将鲈鱼平铺在辅料上面，然后在鱼的正面，再铺一层柠檬片。烤箱 180℃预热，将烤盘连同鲈鱼置于烤箱内，在鲈鱼表层再覆盖一层锡纸，180℃火烤 25 分钟左右。烤好后将鲈鱼取出，趁热浇上一层蒸鱼豉油，撒些葱丝或红椒丝装饰即可。

【注意事项】皮肤疮痒者忌食。鱼肝不宜食用。每餐食用 100 克为宜。鲈鱼忌与牛羊油、奶酪和中药荆芥同食。鲈鱼含丰富的铁元素，不易消化吸收，食用时配以醋、酱油或柠檬，则可促进消化吸收。

5. 鲇鱼（鲶头、胡子鲢、年鱼、塘虱鱼）

【性味】味甘，性温。

【归经】归胃、膀胱经。

【功效】滋阴壮阳，催乳，开胃，利小便。

【营养】富含卵磷脂、蛋白质、人体必需氨基酸以及钙、磷、锌、镁、铁、碘等营养成分。

【鲇鱼的选择】鲇鱼分两种，一种是青灰色，一种是牙黄色。牙黄色的鲇鱼身上有花斑。尽量不要选黑色的鲇鱼，因其土腥味最重。春季最为肥美。鲇鱼的卵有毒，误食会导致呕吐、腹痛、腹泻、呼吸困难等症，严重的会造成瘫痪。

【食用方法】炖。

【食谱】①鲇鱼黄芪汤　原料：鲇鱼1尾，黄精30克，黄芪30克。制作方法：鲇鱼整理干净，将药物纳入鱼腹内，煮烂熟，食鱼肉喝汤，能补气养血。②鲇鱼炖茄子　原料：鲇鱼400克，嫩茄子400克，猪五花肉50克，香菜10克，香油5克，汤500克，盐、味精、醋、料酒、胡椒粉、葱丝、姜丝各适量。制作方法：茄子去蒂，洗净去皮，用手撕成条，香菜切段，五花肉切片。鲇鱼整理干净，放入沸水中略烫，捞出放入凉水中浸凉后取出，用筷子刮去表面的黏液。锅内放少许油，放入茄条煸炒，变软后倒入碗内备用。锅内放入汤、鲇鱼、肉片、茄条、葱丝、姜丝，烧开撇沫，加盐、料酒用小火炖20分钟左右。拣出五花肉，将鲇鱼汤倒入碗内，加醋、味精、胡椒粉，点香油，撒上香菜即可。③鲇鱼汤　原料：鲇鱼1尾，鸡蛋2枚，盐、生姜各适量。制作方法：鲇鱼切块煮至烂熟，取其汤，打入鸡蛋，煮熟，以盐、生姜调味。本品可用于治疗妇女产后乳汁缺乏、食欲不振、脾胃不和。④鲇鱼香菜　原料：鲇鱼1尾，香菜50克。制作方法：鲇鱼整理干净，将香菜塞入鱼腹内，加水炖熟，淋麻油，不加盐，淡食。本品能通利小便、消除水肿，治脾虚水肿、小便不利。

【注意事项】每次食用量以150～200克为宜。鲇鱼体表黏液丰富，宰杀后放入沸水中烫一下，再用清水洗净，即可去掉黏液。鲇鱼属发物，有痼疾、疮疡者慎食或禁食。鲇鱼忌与鹿肉、牛肝、野猪肉、荆芥一同食用。

6. 泥鳅（鳅、鳅鱼）

【性味】味甘，性平。

【归经】归脾、肝、肾经。

【功效】补中益气，除湿退黄，益肾助阳，祛湿止泻，暖脾胃，祛毒疗痔，止虚汗，醒酒，解消渴。

【营养】高蛋白、低脂肪，含一种类似二十碳五烯酸的不饱和脂肪酸，有利于抗血管衰老。

【泥鳅的选择】眼睛凸起、澄清有光泽，活动能力强者佳。

【食用方法】炖。

【食谱】泥鳅炖豆腐　原料：泥鳅250克，豆腐250克，盐、料酒、葱、姜、水各适量。制作方法：泥鳅去内脏，加盐、料酒、葱、姜、水适量，清炖至五成熟，放入豆腐炖至熟烂，淋入味精、麻油少许，拌匀即可。本品具有清热祛湿、补中益气、解毒利尿的功效，可用于治疗水肿、小便不利等。

【验方】①泥鳅粉治黄疸型肝炎：将活泥鳅放于清水中养一天，烘干，研粉。每日3次，每次10克，可促进黄疸消退并使转氨酶下降。②泥鳅治疗小儿盗汗：泥鳅150～200克，用温水洗去黏液，剖腹去除内脏；用适量油煎至黄焦色，加水一碗半，煮汤至大半碗，加盐调味，服汤吃肉。每日1次，连服3日，盗汗可得到有效控制，尤其是因小儿缺钙、营养不良、佝偻病、自主神经系统功能紊乱等引起的盗汗效果较好，而对于结核病和大脑发育不全引起的盗汗则无效。③泥鳅核桃粥治疗老年皮肤瘙痒：泥鳅500克，剖腹去内脏，洗净备用。核桃、粳米各

50克，先将粳米煮成稀粥，再将捣烂的核桃仁及泥鳅放入稀粥内，文火煮到稠度适宜、粥面有油、泥鳅熟透后，加入适量盐、味精即可食用。④山楂泥鳅汤治疗阳痿：山楂25～30克，韭菜子20克，泥鳅2尾，并加适量食盐调味。每天1剂，水煎服，并食泥鳅，早、晚各1次。将山楂、韭菜子煎沸3分钟，快速放入健康个大的活泥鳅（注意泥鳅不要放血），并盖好盖。两分钟后，将泥鳅取出除去内脏，再放入锅中继续用文火煎10～15分钟，加入适量食盐，即可饮汤食泥鳅。复煎按上述操作，只加入泥鳅即可。本品对虚证阳痿有显著疗效。⑤泥鳅河虾汤治阳痿：泥鳅去肠杂，与虾煮汤，加食盐、味精、料酒调味食用。临睡前服食，对肾虚引起的阳痿有效。⑥泥鳅外用治疗丹毒、面疔、指头疔、腮腺炎、痈肿：取活泥鳅数十条养于清水中，待漂去泥污后加入白糖适量，搅拌十分钟，取黏液涂于患处。干后更换，数次见效。

【注意事项】不宜与狗肉、螃蟹、白果同食。虽然有生吞泥鳅治疗胆结石、胆囊炎的偏方，但千万不要生食，以免感染寄生虫，尤其对于门脉高压、胃底静脉曲张的患者，绝对不能用此法。当门脉高压出现不可逆性出血时，会导致失血性休克，严重者可导致死亡。服用螺内酯、氨苯蝶啶以及补钾药物时，不宜食用泥鳅；因泥鳅含钾量高，如果在服用以上药物时吃泥鳅，可导致高钾血症。

7. 鳝鱼（黄鳝、罗鳝、海蛇、蛇鱼、血鳝、常鱼、长鱼）

【性味】味甘，性温。

【归经】归肝、脾、肾经。

【功效】益气血，补肝肾，强筋骨，祛风湿，止血。

【营养】富含蛋白质、钙、磷、铁、烟酸等多种营养成分，其钙、铁含量在常见的淡水鱼中居第一位，还含有多种人体必需氨基酸和对人体有益的不饱和脂肪酸，也含有少量脂肪、维生素 B_1、维生素 B_2 等，是一种高蛋白、低脂肪的食物。含有丰富的 DHA 和卵磷脂，还含有极高的维生素 A。鳝鱼中提取分离出的“黄鳝鱼素 A”和“黄鳝鱼素 B”，降血糖和恢复正常血糖生理机能作用显著。

【鳝鱼的选择】个体肥壮，表皮柔软，肉质细致；体色深黄或灰黄，体表光滑，黏液丰富无脱落；闻起来没有臭味，挣脱力强者为佳。挑选时不看粗细而应看重量，最好在 100 克以上。

【食用方法】主要采用红烧法。

【食谱】①红烧鳝鱼　原料：鳝鱼 400 克，蒜 2 头，老姜、香葱各 10 克，白酒 2 汤匙（30 毫升），老抽 2 汤匙（30 毫升），镇江香醋 3 汤匙（45 毫升），白砂糖 3 汤匙（45 克），白胡椒粉 1 茶匙（5 克），油 2 汤匙（30 毫升）。制作方法：鳝鱼去除内脏，用温水洗掉黏液，不去骨，切成寸段备用；将香葱洗净，切成小段；老姜、蒜洗净，切片备用。大火烧热炒锅，油至八成热，放入姜片、蒜片、香葱段炒出香味，倒入鳝鱼段，加入白酒、老抽、镇江香醋、白砂糖翻炒 3 分钟，倒入开水没过鳝鱼，盖上锅盖改成小火炖。30 分钟后大火收汤，待汤汁黏稠撒上白胡椒粉，点缀些香葱碎末即可出锅。②归参鳝鱼　原料：大黄鳝 500 克，当归 15 克，党参 15 克，葱段 15 克，姜片 10 克，蒜瓣 3 粒，精盐、味精、料酒、酱油各适量。制作方法：黄鳝去骨和内脏，洗去血污黏液，切成5厘米长段；当归和党参洗净，装入纱布袋内扎紧口。锅中放入适量清水上火，放入鳝肉片、料酒、葱段、姜片、蒜（拍破）、精盐、酱油；用中火熬半小时后，捞去纱布药包，放味精出锅，盛汤碗内食用。本菜肴具有补气养血之功，适于气血不足、久病体弱、疲倦乏力、面黄消瘦者食用。

【验方】①鳝鱼血治疗面神经麻痹：先将患部洗净擦干，取活鳝鱼一条，用镊子夹住离头三寸处，用菜刀把头剁下，将血滴于碗内，待鳝鱼身体不动时，从尾部至刀口挤两三遍，使血出净。用食指蘸血涂于患者麻痹侧面部之四白、牵正、迎香、地仓四穴上，面积为五分硬币大，片刻血干再涂一层，涂够三层后，在特定电磁波治疗器（神灯）下照射30分钟。以上为1次治疗。每日涂鳝鱼血3～4次，神灯照射1次。第二日治疗前，应将脸洗净。涂上鳝鱼血3分钟左右，患侧面部即有牵动感，治疗3日后面肌有跳动感。另有医家称鳝鱼血外涂之法，上午较下午效果好。②鳝鱼麝香面糊治疗面神经麻痹：取鳝鱼血1汤匙，麝香0.3克，面粉适量。用面粉将鳝鱼血和麝香一起调成糊状，外敷患处。此方适于面瘫患者使用。③鳝鱼骨治脚癣：取生鳝鱼100克，烘干研末，冰片3克研细，用麻油调敷患处。每晚用热水洗脚，擦干后敷1次，3～4次即痊愈。

【注意事项】青色鳝鱼不可多食。鳝鱼动风，有瘙痒性皮肤病患者忌食。有痼疾宿病者，如支气管哮喘、淋巴结核、癌症、红斑狼疮等，也应该谨慎食用。鳝鱼性温，病属虚热或热证初愈，痢疾、腹胀属实者都不宜食用。鳝鱼必须现杀现烹，因为鳝鱼体内含组氨酸较多，味道鲜美，而死后体内的组氨酸会转变为有毒物质，故加工食用的鳝鱼必须是活的。

另外，鳝鱼生长于淤泥质水底洞穴，寄生虫比较多，千万不要贪图味鲜吃半生不熟的，要久煮再吃才安全。还有一点需要注意，鳝鱼血清有毒，误食会对人的口腔、消化道黏膜产生刺激作用，严重的会损害人的神经系统。但毒素不耐热，能被胃液或经加热后破坏，一般鳝鱼煮熟食用不会发生中毒。注意鳝鱼血属于异性蛋白类，容易导致过敏，过敏体质者不宜接触。临床有外用活鳝鱼血或饮用鳝鱼血出现皮肤面部瘙痒、头昏、恶心、喉头水肿、休克的报道。

注意被污染的黄鳝有毒，不可食。如鳝鱼体内含有细小白色的虫卵，形如半粒芝麻的口线虫，误食易致病；颈项下有白点和鱼表皮暗淡、肉裂腐烂及已死的鳝鱼，均不宜食用，否则会引起中毒，甚至危及生命。临床有报道食生鳝鱼导致嗜酸性肺炎的病例。

鳝鱼购回，宜先用清水喂养几天后再食用。鳝鱼与狗肉同食会对身体有损害，与菠菜同食可引起腹泻，与葡萄同食易损伤肠胃，与红枣同食则引起脱发，与南瓜同食易引起中毒，与蟹同食可影响胎儿健康，与荆芥同食易引起呕吐。

8. 河虾（青虾、米虾）

【性味】味甘，性温。

【归经】归肝、肾经。

【功效】补肾壮阳，通乳，养血固肾，化瘀解毒，通络止痛。

【营养】含有丰富的镁、虾青素。

【河虾的选择】头尾完整，紧密相连；虾身挺括，有一定弯曲度；虾壳发亮，色泽新鲜；有弹性，无异味者为佳。

【食用方法】油炸、煮。

【食谱】油炸河虾　原料：河虾250克，油、料酒、淀粉、盐、五香粉、葱、姜、蒜各适量。制作方法：河虾中放入1小勺盐、半勺五香粉、半勺葱姜蒜粉、1大勺淀粉、1大勺料酒拌匀。油烧八成热，放河虾炸3～5分钟，中间翻几次即可。

【验方】河虾治疗产后无乳：取活河虾若干，清水洗净，每次100克，捣烂如泥。凉开水冲服，每日3次，连用3～5日。

【注意事项】不宜与狗肉、猪肉同食。河虾与番茄同食容易引起食物中毒；若与含有鞣酸的水果如葡萄、石榴、山楂、柿子等同食，不仅会降低蛋白质的营养价值，而且还会使鞣酸和钙离子结合，形成不溶性结合物而刺激肠胃，易引起人体不适，出现呕吐、头晕、恶心、腹痛、腹泻等症状。河虾性温，有宿疾者，或正值上火之时，或阴虚热证者不宜食用。虾为发物，患有皮肤疥癣者忌食。

9. 河蟹

【性味】味咸，性寒。

【归经】归肝、胃经。

【功效】清热解毒，补骨添髓，养筋接骨，活血祛瘀，利湿退黄，利肢节，滋肝阴，益胃液。

【营养】含有丰富的蛋白质，较少的脂肪和碳水化合物，含有丰富的钙、磷、钾、钠、镁、硒等微量元素及维生素 D。

【河蟹的选择】蟹壳呈黑绿色，带有亮光；肚脐凸出，螯足绒毛丛生；蟹脚饱满，活力强者为佳。河蟹吹出的泡泡愈多，就证明愈新鲜。每只重 300 ～ 400 克最宜。农历八月母蟹最肥，蟹黄足；农历九月公蟹最香，蟹脂多。肚脐若是三角形则是雄蟹，若为圆形则是雌蟹。

【食用方法】清蒸。

【食谱】清蒸河蟹　原料：河蟹数只，香醋、姜、花椒各适量。制作方法：姜末与香醋拌料汁。河蟹用水冲洗干净，放入蒸锅中，加入几粒花椒蒸 15 分钟，取出装盘，蘸姜醋汁即可食用。

【验方】河蟹泥治肩周炎：鲜活河蟹 10 余只（每只约 50 克），置清水盆中使其排出脏物。于晚间 8 时取 3 ～ 4 只活河蟹，放入坚实洁净的器皿中捣烂成泥。患者取坐位，找出患肩最明显的压痛点，将河蟹泥一次全部涂上，用纱布数层覆盖包扎。次日晨间 8 时取下，连续治疗 3 天。

【注意事项】要选购新鲜活螃蟹，且烹调前一定要清洗干净，烹调时加热时间应充分。若吃河蟹类食物后出现恶心、呕吐等情况，应立即送往医院治疗。因为螃蟹一旦死亡，体内细菌会大量繁殖，产生毒素，其所含的组氨酸分解迅速，死亡时间越长，体内组胺越多，而普通烹调方法如蒸、煮、微波加热等无法灭活组胺，因此千万不要食用死河蟹。

存放的蟹肉易被细菌污染，故应现做现吃，一次吃完为好；剩下来的再吃时，必须加热煮透。临床有食河蟹致类乌头碱中毒的报道。醉蟹味鲜但极不卫生，蟹的肠壁很薄，蟹死后其体内的病菌便会很快扩散到蟹肉和蟹黄中，并大量繁殖；用酒醉蟹不能完全杀死蟹体内的病菌，故吃醉蟹很危险。

吃蟹要四清：一要清除蟹胃，蟹胃俗称“蟹屎包”，在背壳前缘中央，似三角形的骨质小包，内有污沙；二是清除蟹肠，即由蟹胃通到蟹脐的一条黑线；三要清除蟹心，蟹心俗称“六角板”；四要清除蟹腮，即长在蟹腹部如眉毛状的两排软绵绵的物质，俗称“蟹眉毛”。这些部位既脏又无食用价值，切勿乱嚼，以免引起食物中毒。

蟹是一种发物，可引起过敏反应，故过敏体质者不宜食用，容易引起恶心、呕吐、起风团块等症状。伤风、发热、胃病及腹泻患者吃蟹会使病情加剧。慢性胃炎、十二指肠溃疡、胆囊炎、胆结石、肝炎活动期的患者最好不要吃蟹。蟹黄中胆固醇含量高，冠心病、高血压、动脉硬化、高血脂患者应当慎食或禁食。患有皮肤湿疹、癣症、皮炎、疮毒等皮肤瘙痒症者忌食蟹肉。蟹肉性寒，不宜多食。脾胃虚寒者尤应注意，以免过量食用引起腹痛、腹泻。因食蟹而引起腹痛、腹泻时，可用性温的中药紫苏 15 克，配生姜 5 片，加水煎服。

食蟹时和食蟹后 1 小时内忌饮茶，因为茶会使蟹的某些成分凝固，不利于消化吸收，还可引起腹痛、腹泻。河蟹与催产下胎药配伍，可辅助治疗产后瘀血、难产、胎衣不下等；因此孕妇不宜吃蟹，有习惯性流产的孕妇尤其不宜。蟹与柿子不宜同食，以免引起腹泻。蟹肥正是柿熟时，食蟹之后再食柿子，会出现恶心、呕吐、腹痛、腹泻等症状。这是由于柿子中的鞣酸与蟹肉中的蛋白质相遇，形成凝块积于胃中所致。吃蟹后勿饮冷饮，如冰水、冰激凌等性属寒凉之物。食河蟹后勿食花生，花生性味甘平，脂肪含量高，油腻之物遇冷利之物易致腹泻，肠胃虚弱者尤应忌之。

10. 田螺（圆田螺、黄螺、池螺、田赢、田中螺、螺蛳）

【性味】味甘，性寒。

【归经】归膀胱经。

【功效】清热，利水，明目。

【营养】含有丰富的维生素 A、蛋白质、铁和钙。

【田螺的选择】个头大，体型圆，外壳薄；掩片有弹性，收缩完整，螺壳呈淡青色；雌性为佳。

【食用方法】炒、蒸。

【食谱】①炒田螺　原料：田螺 2 斤，辣椒 2 ～ 3 个，蒜 5 瓣，紫苏少许，糖、米酒、酱油、油、盐各适量。制作方法：田螺用清水养至少一晚（去泥味），洗干净倒掉泥水，放两到三勺盐搅拌，再用水洗干净，然后用钳子把田螺的底部钳走（大概两节螺纹）。锅烧热倒油，把辣椒和蒜瓣放入爆香，倒入钳好的田螺翻炒，再倒入酱油、糖翻炒。快好时放米酒、紫苏、盐和适量清水，煮 15 ～ 20 分钟。②塞肉田螺　原料：田螺、猪肉、虾仁各适量。制作方法：先把螺肉挑出，然后和猪肉、虾仁制成肉馅，加入调料拌匀；再用竹签将调好的肉馅一点点塞入田螺空壳内，装进碗中，加入调料，上屉蒸半小时即成。

【验方】①田螺葱白治疗产后尿潴留：田螺 10 余个，鲜葱白 7 根，共捣烂，敷于脐下中极穴及其周围，盖上纱布用塑料薄膜包扎固定后，再用热水袋热敷 15 分钟，6 小时后取下。②田螺治疗湿热黄疸、小便不利：大田螺 10 ～ 20

个，养于清水中漂泥。捶碎螺壳，取螺肉加入黄酒半小杯，放清水中炖熟，饮汤，每日1次。③田螺水治疗炎性外痔：大田螺数枚，用尖刀挑起螺靥，每枚入冰片粉末1克，平放于瓷盘内，片刻后螺窍内渗出浆水。用棉签蘸点患处，每2小时1次，治疗各种炎性外痔（血栓外痔、混合痔、内痔脱出嵌顿）。④田螺粉治疗痔疮：活田螺21个，用瓦片焙干，研细末，分3包备用。每晚睡前先将肛门洗净，然后取一包田螺粉，用拇、食、中三指捏田螺粉填入肛门内1～2厘米处。每晚1次，3天为1个疗程。⑤田螺汁治疗肝热目赤：大田螺7枚洗净，水养去污泥，换水浸洗，取出。将少许盐洒于甲内，取自然汁点目。逐个用后，方去之。⑥田螺治疗肝硬化腹水：鲜田螺60～80克，去壳取肉，捣成糊状，用煮沸的黄酒150～200毫升趁热冲服。每日1次，15日为1个疗程，间歇3日后进行下1个疗程。

【注意事项】经期、产后忌食。不宜与香瓜、木耳、蛤蚧、糖同食。田螺是很多寄生虫的宿主或中间宿主，如果烹饪不当，很容易使人感染寄生虫而患病。所以在食用田螺时，一定要煮熟烧透，烹饪时间应在10分钟以上，以防病菌和寄生虫感染。田螺肉味道鲜美，但性寒，不宜多食。

11. 黄鱼（黄花鱼、石首鱼）：黄鱼有大、小之分，大黄花鱼又称大鲜、大黄花、桂花黄鱼，小黄花鱼又称小鲜、小黄花、小黄瓜鱼。

【性味】味甘，性平。

【归经】归脾、胃、肝、肾经。

【功效】开胃，益气，明目，养心安神。

【营养】含有丰富的蛋白质、微量元素和维生素。含有丰富的微量元素硒，能清除人体代谢产生的自由基，可延缓衰老，并对各种癌症有防治效果。

【黄鱼的选择】鱼嘴干净，呈圆形；鳃盖紧闭，鳃片鲜红带血；鱼眼凸起，黑白分明，表面发亮；鱼体有硬度及弹性，鳞片紧贴者为佳。大黄鱼肉肥厚但略显粗老，小黄鱼肉嫩味鲜但刺较多。

【食用方法】红烧、炖。

【食谱】①红烧黄鱼　原料：小黄鱼数尾，油、姜、辣椒、黄酒、白糖 、盐、味精、酱油各适量。制作方法：油热放入生姜片、辣椒爆香，放入小黄鱼，两面煎到微黄，加入适量黄酒、白糖、盐、酱油及水烧煮，鱼熟放入葱花及味精即可。②豆瓣黄鱼　原料：黄鱼 400 克，豆瓣酱 20 克，冬瓜 20 克，植物油 10 克，清汤 300 克，料酒、精盐、葱、姜各适量，味精少许。制作方法：黄鱼去鳞、鳃和内脏，洗净血污，用刀在鱼身两侧打上斜直刀纹。葱、姜切末，冬瓜切成 1 厘米见方的丁。炒锅上火，加入植物油，烧至四成热时，放入葱、姜末煸炒出香味，加豆瓣酱略炒后加清汤、料酒、精盐烧开，下入黄鱼，改用中火烧至入味，待六成熟后，加入冬瓜丁煨烧，汤汁熬剩 50 克左右时，加味精调匀即成。

【验方】①神疲倦怠：黄鱼 1 条，去内脏洗净，与适量生葱、生姜共炖熟食用，连食数日。②食欲不振：黄鱼 1 尾，去内脏洗净，与莼菜 30 克共炖烂熟，制成羹汤，食鱼喝羹，时时服食。③头痛眩晕：黄鱼 1 尾，去内脏洗净，茶叶 3 克，杏仁 5 克，共煮熟，连服数日。

【注意事项】支气管哮喘、淋巴结核、红斑狼疮、肾炎、血栓闭塞性脉管炎患者忌食。不宜和荞麦同食，否则令人失声。油炸黄鱼时，不宜过油太久，以免流失营养，以及使鱼肉变老。黄鱼是发物，哮喘患者和过敏体质者应慎食。不能与中药荆芥同食。

12. 三文鱼（撒蒙鱼、萨门鱼、大马哈鱼、鲑鱼）：正宗的三文鱼的大多来自挪威、日本、新西兰、加拿大，而一些从淡水里打捞出来的所谓三文鱼大都是鳟鱼。

【性味】味甘，性平。

【归经】归肝、肾经。

【功效】益气健脾，暖胃和中。

【营养】富含优质蛋白质，维生素 A、维生素 B、维生素 E，以及锌、硒、铜、锰等矿物质，含有丰富的不饱和脂肪酸欧米伽 –3。

【三文鱼的选择】鱼肉纹路清晰，呈鲜艳的橙红色，并带着隐隐的油润光泽，有弹性为佳。

【食用方法】熬粥、煎、做寿司。

【食谱】①三文鱼丁粥　原料：三文鱼、盐、黑椒、大米、香菇各适量。制作方法：三文鱼切丁，放少许盐、黑椒腌制。煮大米约 20 分钟，加香菇丁煮几分钟后，放入三文鱼丁再煮两分钟即可。②锅塌三文鱼　原料：三文鱼 1 块（约 300 克），鸡蛋 2 枚，盐 1 茶匙（5 克），柠檬汁 1 汤匙（15 毫升），高汤 200 毫升，淀粉 50 克，黑胡椒粉 1/4 茶匙（1 克）。制作方法：三文鱼切成 3 厘米宽、5 厘米长的厚片，撒上盐（1 克）和柠檬汁腌制 10 分钟；在三文鱼上铺一层薄薄的生粉，轻轻拍掉余粉，备用；鸡蛋打散后，倒一半在平底盘中，将三文鱼片平铺在蛋液里裹均匀。

锅烧热后放油，开大火，待油六成热时，放入三文鱼铺平，再将剩余的蛋液倒在鱼上（蛋液能没过三文鱼表面薄薄的一层最好），用小火煎；煎到两面都变黄定型后，加入高汤（或清水），用中火煮沸，加入盐调味；最后转成大火将汤汁收干，装盘后撒上黑胡椒粉即可。③芝麻三文鱼　原料：新鲜三文鱼250克，柠檬汁30毫升，葡萄酒30毫升，白胡椒粉5克，盐5克，干淀粉1大勺，鸡蛋清1个，芝麻少许，生菜100克，橄榄油适量。制作方法：三文鱼切成三角块，放入柠檬汁、盐、白胡椒粉，用手揉匀入味，腌制10分钟；腌好的三文鱼沥去汁水，依次裹上蛋清、干淀粉，然后在鱼皮部分沾上芝麻。平底锅中加入橄榄油，烧到四成热时放入三文鱼块，用中火煎至稍稍变硬、颜色变白，最后在锅中烹入葡萄酒即可。④酸甜三文鱼　原料：三文鱼300克，洋葱半个，鸡蛋1枚，姜1块，盐1平茶匙，黑胡椒粉1/3茶匙，柠檬汁少许，番茄酱2汤匙，白砂糖1汤匙，淀粉1汤匙，食用油适量。制作方法：三文鱼切厚片，用盐、黑胡椒粉、洋葱丝、食用油腌渍20分钟，蘸蛋液，裹上淀粉。油烧七成热，将鱼煎至两面金黄后捞出控油。番茄酱、白砂糖、柠檬汁混合，加等量的纯净水，搅拌均匀，煮沸后，浇在三文鱼上即成。本品非常适合宝宝食用。

【注意事项】痛风患者、孕妇忌食。糖尿病患者忌食三文鱼子酱。熟食每次60～80克，生食每次约30克。一般不赞成直接生食新鲜鱼肉，建议加热到65℃以上，以免感染寄生虫。只需将鱼肉加热到60℃以上就能使硫胺素酶失活，从而保护维生素B_1，因此建议选择健康、低温的烹调方式来加工三文鱼。

13. 带鱼（刀鱼、裙带鱼、白带鱼）

【性味】味甘、咸，性温。

【归经】归肝、脾、胃经。

【功效】益气健脾，暖胃，补血养肝，泽肤健体。

【营养】脂肪含量高于一般鱼类，且多为不饱和脂肪酸。带鱼全身的鳞和银白色油脂层中还含有一种抗癌成分——6-硫代鸟嘌呤，对辅助治疗白血病、胃癌、淋巴肿瘤等均有益。带鱼含有丰富的镁元素，对心血管系统有很好的保护作用，有利于预防高血压、心肌梗死等心血管疾病。

【带鱼的选择】银灰色，肉体饱满厚实，且有光泽；鱼鳃为鲜红，越鲜红越新鲜；鱼身上的银脂未掉，鱼肚未变软破裂；眼睛很亮，用手拿在鱼的中段，鱼身是直的。

【食用方法】炸、煎、炖。

【食谱】①煎带鱼　原料：带鱼2条，花生油、大葱、姜、胡椒粉、盐、酱油、料酒、椒盐各适量。制作方法：带鱼去内脏剪掉头部，洗净切成约4厘米的段，放入葱花、姜末、胡椒粉、盐、料酒和酱油，抓匀，腌渍20分钟入味。腌好的带鱼放在厨房纸巾上吸干水分，在表面薄薄裹一层干淀粉，放入热锅凉油的平底锅中，用中小火慢慢煎至两面金黄即可。切记不要常翻动，以免鱼皮破裂，鱼肉变碎。②带鱼木瓜汤　原料：带鱼250克，木瓜300克，生姜5克，高汤250克，精盐5克，味精5克，鸡精5克，糖3克，色拉油50克。制作方法：带鱼去头尾，刮去表皮的鳞、鳍，去除内脏洗净，切成5厘米的长段备用；木瓜去皮与内核，切成5厘米的长条。锅中加入色拉油，待油温至七成热时，放入带鱼煎至两面金黄，捞起备用。锅中注入高汤，放入带鱼、木瓜、盐、味精、鸡精、糖、生姜丝，大火烧开后，改用文火炖20分钟即可食用。本品具有补血益气的功效，可用于产后乳少、气血虚或病毒性肝炎的调养。③糖醋带鱼　原料：带鱼250克，醋20克，酱油3克，白糖20克，植物油20克，葱白、料酒各适量。制作方法：先将带鱼洗净（不必去鱼鳞），去内脏及肚子里面的黑色薄膜，斩去头尾和鳍，切成约10厘米长的段；用料酒和酱油浸泡鱼段约半小时，然后热油炸鱼段至两面呈金黄色，捞出沥油。锅内放少许油，先用葱花炝锅，迅速倒入炸好的鱼段，再倒进料酒，焖几分钟；然后加入白糖、醋等，再煨几分钟，使带鱼入味即成。此菜酸甜鲜脆、美味可口，能和中开胃、防癌抗癌。④红烧带鱼　原料：带鱼250克，料酒、精盐、酱油、白糖、生姜片、葱段、植物油各适量。先将带鱼洗净切段，放入热油锅中煎至两面呈金黄色后取出。锅内留底油，放入带鱼，再加入适量清水、料酒、精盐、酱油、白糖、生姜片、葱段，烧至鱼熟入味，出锅即成。此菜鲜香脆嫩，能健脑益智、补虚暖胃、润肤养颜。

【注意事项】忌用牛油、羊油煎炸。麻疹、风疹、疮疡、疥疮、湿疹、红斑狼疮、癌症、哮喘、中风及原因不明的皮肤瘙痒患者禁食。过敏体质者应慎食带鱼。不新鲜的带鱼不要食用，临床有因食用腐烂的带鱼感染戊肝导致肝功能衰竭的报道。

新鲜带鱼体表应当是银白色的，去鳞后的鱼肉表面也应是洁白细嫩有光泽的。若带鱼体表为黄色，这是由于带鱼含较多脂肪，在贮存过程中体表脂肪因长时间接触空气而氧化产生低分子的有机酸、醛、酮等，是一些有害于人体健康的物质，严重变黄的带鱼不能食用。一次不宜食用太多，每次100克为宜。带鱼的鱼鳞可以不去除，因为鱼鳞中含有多种不饱和脂肪酸、6-硫代鸟嘌呤、卵磷脂等成分。带鱼的油脂与鳞中含有一种名为6-硫代鸟嘌呤的抗癌物质，具有辅助治疗白血病、胃癌、淋巴肉瘤的作用。鱼鳞中的卵磷脂，能防止血脂增高，且卵磷脂在体内能转化为胆碱，胆碱是大脑神经细胞活动的介质，有益智健脑的作用。

如果带鱼比较脏，可用淘米水擦洗，这样就能将鱼洗净。带鱼腥气较重，其腥味的真正来源是鱼腹内的黑膜以及鱼脊骨的污物，应该仔细去掉，清理干净；烹饪时加葱、姜，料酒或米醋，可以更好地去除腥味，而且也有利于调味。清洗带鱼时要注意保护银脂，银脂怕热，在75℃的水中便会被破坏，所以清洗带鱼时应用凉水，并注意避免过度刮拭鱼体表面，把脏东西洗干净即可。带鱼不适合清蒸，以红烧或糖醋为佳。

14. 鱿鱼（枪乌贼、柔鱼）

【性味】味酸，性寒。

【归经】归肝、肾经。

【功效】滋阴养胃，补虚润肤。

【营养】富含钙、磷、铁、硒元素等微量元素。

【鱿鱼的选择】体形完整，呈粉红色，有光泽，体表略现白霜；肉肥厚，半透明，背部不红；鱼头与身体连接紧密，不易扯断；按压鱼身上的膜，紧实、有弹性。

【食用方法】炒、炖、烤。

【食谱】①青椒鱿鱼丝　原料：鱿鱼、青椒、胡萝卜、姜丝、生抽各适量。制作方法：鱿鱼、青椒、胡萝卜、姜切丝。锅热入油，先下姜丝炒香，再倒入鱿鱼丝翻炒，调入生抽，翻炒几个来回后，倒入青椒丝、胡萝卜丝，调入盐翻炒均匀即可。②香菇鱿鱼汤　原料：水发香菇50克，水发鱿鱼100克，虾仁、肉末各20克，冬笋片30克，精盐、白糖、黄酒、胡椒粉、味精、食用油、湿淀粉、葱末、麻油各适量。制作方法：鱿鱼洗净，切成斜方块，放在开水中焯一下，捞起沥干；香菇去蒂，洗净切成片。炒锅上火，放入油烧热，加葱末、肉末、冬笋片、香菇片煸炒；注入清水，然后加入浸泡过的虾仁及黄酒、精盐、白糖，煮开后放入鱿鱼片；片刻后用水淀粉勾芡，加味精、胡椒粉，淋上麻油即成。③番茄鱿鱼卷　原料：鱿鱼、洋葱、盐、姜、蒜、番茄酱、白糖各适量。制作方法：鱿鱼切长条，洋葱切丝，蒜、姜切末备用。锅内放油烧热，放入姜末、蒜末煸炒出香味，放洋葱丝煸炒，再放入鱿鱼丝煸炒至打卷，倒入番茄酱，翻炒均匀后加入盐、白糖调味即可出锅。

【注意事项】高血脂、高胆固醇血症、动脉硬化等心血管病及肝病患者不宜食用。鱿鱼性质寒凉，脾胃虚寒者应少食。鱿鱼是发物，湿疹、荨麻疹等疾病患者应忌食。有因食用被副溶血性弧菌污染的鱿鱼而引起食物中毒的报道。鱿鱼需煮熟透后再食，因鲜鱿鱼中有一种多肽成分，未煮透食用，会导致肠运动失调。每次食用30～50克为宜。

鱿鱼皮去除方法：先把鱿鱼浸泡在清水中，没过鱿鱼即可；然后在清水中加入100克醋，白醋、米醋、陈醋都可以，主要利用其醋酸成分；浸泡3分钟后把鱿鱼捞出，在鱿鱼身上切一个十字形切口，不要太深，划破表皮即可；之后抓住鱿鱼皮切口的一角，轻轻一拉，就可以轻松剥下鱿鱼皮。

15. 海参（刺参、海瓜、海鼠）

【性味】味甘、咸，性微寒。

【归经】归肺、肾、大肠经。

【功效】补肾益精，养血润燥，滋阴壮阳，安胎利产，美容，止血。

【营养】含有较丰富的蛋白质，较少的脂肪和胆固醇，其中精氨酸、赖氨酸含量最为丰富。含有丰富的微量元素，尤其是钙、钒、钠、硒、镁含量较高。

【海参的选择】野生海参为纺锤形，两头尖中间粗，短、粗、胖；底足短而粗壮，沙嘴大而坚硬。干海参外观呈黑褐色或黑灰色，色泽较均匀；具有海鲜特有的气味，无异味；体形饱满，背刺挺直，身体坚硬，肉质较厚实，嘴部基本无石灰质露出。在选购时，要挑选干瘪的海参。现在有不法商贩在海参的加工过程中，为了增加重量，会加入大量白糖、胶质，甚至是明矾，这样加工出来的海参，参体异常饱满，颜色也黑亮美观，在挑选时要注意。

【食用方法】粥、煲汤。

【食谱】①海参粥　原料：海参、小米、姜丝、葱花各适量。制作方法：汤锅放入足量水，水沸后放小米，滚锅后下海参。再次滚锅后继续煮，并用勺子不停搅拌。约5分钟后加入姜丝，盖上锅盖，转最小火熬煮，其间不要打开锅盖。大约25分钟后开盖，加入1小勺浓缩鸡汁，搅拌混合均匀，大火滚煮2分钟，最后撒上适量盐，加入白胡椒粉调味，滴上几滴香油，撒上葱花即可食用。②海参花椒乌鸡汤　原料：海参、花椒、乌鸡、红枣、枸杞子、怀山药、生姜各适量。制作方法：海参提前泡发好；乌鸡剁小块，焯去血水；红枣、枸杞子、怀山药洗净；生姜去皮，切片。将全部材料一起放入炖锅内，小火炖4小时，放盐调味即可。

【注意事项】不宜与醋、葡萄、柿子、山楂、石榴同食。不宜与甘草同服，服含藜芦的中药时也不宜食用。海参性滑利，脾胃虚弱，痰多、便稀薄者勿食。泡发品食用量以50～100克为宜。买回泡发好的海参后应反复过水冲洗，以免残留的化学成分有害健康。

泡发海参的方法：干海参用冷水浸泡一天一夜，使海参回软，中间换冷水几次。把回软的海参和冷水同时下锅，用大火煮开，转小火煮10分钟左右离火（为了避免炒菜的锅具沾油，可以使用不锈钢锅）。取下锅后，盖盖焖泡，待自然凉透后剖开，去其沙嘴，然后在流水下冲洗海参腹内的细沙和杂质。海参的肠子很干净，并且也很有营养，可以保留，无须去除。重新添加冷水，把海参用大火再次煮开，改小火沸煮10分钟，离火泡焖8小时。冷却后重新换冷水浸泡，8小时左右换水1次，随时查看，取出已经发好的海参，置于带盖的容器中，容器中的水要没过海参。

水发海参的注意要点：水发海参最好选用不锈钢锅具或陶瓷用品，所有和海参接触的器皿，不要带一丝油污，包括锅具、筷子、剪刀，应特别注意锅盖内壁不要沾油；每次洗捞海参之前，一定要洗净手，否则海参会化掉。另外，海参在浸泡过程中所用的锅具或器皿一定要盖上盖子，避免油污；浸泡海参用冷水即可；海参回软、煮制以及浸泡时间的长短，视海参的具体质量情况而定，不能一概而论。随时检查海参水发是否充分，可以采用手掐海参的方法，如果感到一掐就透或烂，证明水发过度；如果稍微用点力即可掐透，证明已经发好，可以食用；如果手掐后感到海参还较韧，可以再次煮开泡焖，继续换水泡发。

16. 海虾

【功效】味甘、咸，性温。

【归经】归肺、脾、肾经。

【功效】补肾壮阳，养血固精，化瘀解毒，益气，通络止痛，开胃化痰，催乳。

【营养】含有丰富的蛋白质、维生素A、胡萝卜素、镁、虾青素、不饱和脂肪酸。

【海虾的选择】身体蜷缩，有弯曲度；虾头、虾尾与身体均紧密相连，皮壳发亮，有弹性。海虾最肥美的季节是每年4—10月。选购鲜虾时，虾肉应为半透明的白色，外壳应是浅灰色。

【食用方法】煮、蒸、煎、烧烤、焗。

【食谱】①煮海虾　原料：鲜海虾适量。制作方法：锅中加水放盐，烧至沸腾，把虾放入锅里，煮1～2分钟后，改小火盖上锅盖，在热水中保持5～10分钟。烹饪好的虾会变成粉红色，蘸以海鲜酱油、豉油等调味汁即可食用。②蒸海虾　原料：鲜海虾适量。制作方法：锅中放水加热至沸腾，再把虾隔水放入锅里，加盖蒸煮5～10分钟，应确保火力将水温保持在沸腾状态，待虾变成粉红色即可，蘸以海鲜酱油、豉油等调味汁食用。③糖醋海虾 原料：活海虾600克，大葱10克，生姜10克，大蒜10克，白糖3汤匙，陈醋2汤匙，老抽1茶匙，黄酒1汤匙，盐1茶匙，干淀粉1茶匙。制作方法：虾洗净，控干水分，挑去虾线；葱、姜、蒜分别切片。起油锅烧至五成热，放入葱、姜、蒜爆香后，再放入海虾，加盐、白糖、黄酒、老抽、1汤匙陈醋，大火翻炒2分钟，再放入1汤匙陈醋，把干淀粉调成淀粉水勾芡，翻炒均匀即可。④米酒炒海虾 原料：鲜海虾250克（最好用对虾或龙虾）。制作方法：将虾放在米酒中浸泡10分钟左右，然后取出，炒熟调味食用即可，具有壮阳补肾的功效。

【注意事项】不宜与葡萄、石榴、山楂、柿子同食。买回来的虾先用清水清洗，用剪刀剪去长须和头上的尖角，用牙签挑头和身子连接的地方，将牙签插入挨着尾部的一节，挑破表皮，用牙签慢慢地挑出虾线，动作要均匀，以免挑断，再用流水冲洗。

17. 海蜇（水母、海蛇、白皮子、石镜）

【性味】味甘、咸，性平。

【归经】归肝、肾经。

【功效】清热化痰，消积，润肠，降血压。

【营养】含碘、甘露多糖胶质。

【海蜇的选择】白色或浅黄色，有光泽；自然圆形，片大平整，无红衣、杂色、黑斑；肉质厚实均匀，且有韧性；无腥臭味，口感松脆适口者为好。

【食用方法】煮、凉拌。

【食谱】①雪羹汤 原料：海蜇30克，荸荠15个，蜂蜜适量。制作方法：海蜇用温水泡开，洗净切碎；荸荠洗净去皮。两者同加水适量，武火煮沸后，改文火煮1小时，加蜂蜜适量即可食用，可应用于早期高血压。②凉拌海蜇　原料：海蜇、调味品各适量。制作方法：海蜇发开，洗净切丝，放沸水锅中煮熟后取出，用葱、姜、椒、蒜、香麻油、食盐等拌匀，即可食用。本品适于痰热咳嗽、胸闷胸痛、大便秘结等症者食用。③海蜇大枣膏　原料：海蜇、大枣各500克，红糖250克。制作方法：海蜇发开，洗净切丝，与大枣水煎取汁，浓缩后与红糖混合均匀饮服。每次30～50毫升，每日2～3次。本品具有益气健脾的功效，适用于消化性溃疡，症见胃脘隐痛、肢软乏力等。

【验方】海蜇粉治疗支气管炎：海蜇30克煎成浸膏，烤干磨粉；牡蛎、蚌壳各5克，煅后磨粉。三种药粉混合，以蜂蜜3克调匀。每日1剂，分3次服，10天为1疗程。本品可清热、化痰、止咳，用于治疗慢性支气管炎。

【注意事项】由于海蜇不易消化，故脾胃虚寒易腹泻者不宜多食。被海蜇蜇伤后，及时有效的处理至关重要。因海蜇毒素可被碱性溶液中和，故及时用1%氨水或10%碳酸氢钠冲洗、擦洗，可减少毒素的吸收；发生肿胀的部位应及时切开，用碱性溶液反复冲洗，并拔火罐，尽快彻底地把触须及毒液清理掉；同时在伤处近心端捆扎止血带，以延缓毒素的吸收；常规应用季德胜蛇药片口服及外敷，以加强抗毒治疗。一旦被海蜇蜇伤，要避光，早期可用复方炉甘石洗剂洗涤，口服抗过敏药。发生肺水肿者，应及时抢救，对症治疗，可用氢化可的松和大剂量东莨菪碱静脉滴注。

另外，由于蜇伤后多在 2 ～ 4 小时内发生肺水肿，所以凡被海蜇蜇伤的患者应在医院密切观察 9 小时以上方可离院，以免造成不良后果。由于海蜇“三矾两水”的处理工艺，导致加工后的海蜇铝含量很高。参照世界卫生组织的评估结果，60 千克重的成年人每周摄入铝不应超过 120 毫克。因此海蜇的食用量每周不应超过 100g。清水漂洗或用醋泡都可以降低海蜇中的铝含量。需要注意的是，越是口感脆的海蜇，铝残留越多。

18. 鲍鱼（石块鱼、明目鱼、海耳）

【性味】味甘、咸，性平（温）。

【归经】归肝经。

【功效】滋肾补虚，平肝潜阳，利肠，调经，润肺益胃，明目止渴。

【营养】含有丰富的蛋白质，较多的钙、铁、碘和维生素 A 等营养元素。

【鲍鱼的选择】外形完好无损，底部宽阔者，为佳。干鲍以大小均匀、肉质厚实洁净、体干无异味者，为佳。

【食用方法】炖、煮、蒸。

【食谱】①胡萝卜鲍鱼粥　原料：鲜鲍鱼肉 30 克，胡萝卜、糙米、生姜各适量。制作方法：鲍鱼、胡萝卜、糙米、生姜洗净，放入锅中，加适量清水，武火煮沸后，文火煮 2 小时，调味即可食用。②红烧鲍鱼　原料：干鲍鱼、白菜心、冬笋条、蘑菇条、精盐、料酒、酱油、味精各适量。制作方法：鲍鱼泡发，切条，用清汤加盐、味精、料酒煮入味待用。锅内加猪油烧化到五成热时，下白菜心煸炒，再入冬笋条、蘑菇条，掺入清汤，加盐、料酒、酱油、味精烧熟入味。鲍鱼入锅内汤汁中烧透，盛于盘中，锅中放味精，勾薄芡收汁，淋香油，均匀浇盖于鲍鱼上即成。

③如意鲍鱼　原料：干鲍鱼、鲢鱼肉、鸡蛋、精炼油、味精、精盐各适量。制作方法：干鲍鱼泡发，对切成两片待用。将鱼肉制成鱼糁，其中一半加入鸡蛋黄拌成黄色；将两种鱼糁分别抹于鲍鱼片上，对裹成如意卷，上笼蒸熟后取出；待鱼卷冷后，切成长约 2.5 厘米的段，码于盘中；锅内置油少量，加入精盐、味精，加清汤勾薄芡淋入鱼卷即成。

【注意事项】痛风及高尿酸患者不宜食鲍鱼。一定要烹透，不宜吃半生半熟的鲍鱼。勿与辣酱、芥菜、豉油一起食用，以免破坏鲍鱼的鲜美口感。

19. 海蛏

【性味】味甘、咸，性微寒。

【归经】归心、肝、肾经。

【功效】滋阴清热，催乳，利尿，解酒毒。

【营养】蛏肉含有丰富的蛋白质、钙、铁、硒、维生素 A 等营养元素。

【海蛏的选择】要选用活的海蛏。用手轻轻碰一下，其触须伸缩自如；或摸一下露出的蛏子肉，如果壳马上闭合，即为活海蛏。以形扁、外壳金黄、表面鲜亮、颜色浅淡、花纹清晰者为佳。

【食用方法】爆炒。

【食谱】爆炒海蛏　原料：海蛏子、花椒、生抽、豆瓣酱、葱、姜、蒜、辣椒、料酒、胡椒粉、水淀粉各适量。

制作方法：油热放入花椒、豆瓣酱、葱、姜、蒜翻炒，加入干净的蛏子，放入少许料酒、生抽、胡椒粉翻炒，等蛏子开瓣后，加入辣椒继续翻炒，最后加入水淀粉即可。

【注意事项】海蛏食用前一定要用水煮沸或爆炒充足，否则海蛏中滋生的细菌会产生毒素，可阻断 M 受体，导致口渴、舌体干燥、麻木、皮肤干燥、发红、瞳孔扩大、视物模糊、肠胀气、排尿困难、尿潴留等中毒症状。防止中毒的关键，主要是识别海蛏是否被污染，如海蛏外壳乌黑、肉不鲜，则提示已被污染。延长煮沸和爆炒时间或避免凉拌时再次污染是其重要环节。多食用大蒜能杀灭部分病菌，可避免中毒。

禽类

1. 鸡肉（金禽、兑禽）

【性味】味甘，性微温。

【归经】归脾、胃、肝经。

【功效】温中补脾，益气养血，补肾益精。

【营养】蛋白质含量较高，蛋白质含量从高到低的排序大致为胸脯肉、大腿肉。富含磷、铁、铜和锌，含有丰富的维生素 B_{12}、维生素 B_6、维生素 A、维生素 D 和维生素 K 等。脂肪含量较低，含有较多的不饱和脂肪酸。

【鸡肉的选择】眼球饱满，皮肤和肉的切面有光泽，表面不黏手者为佳。黄鸡色黄偏于入脾，多用于补益气血、通乳；乌鸡色黑偏于入肾，能补肾益精，可用于治疗宫寒痛经、月经后期等。雄性鸡肉性属阳，温补作用强，适用于阳虚气弱者；雌性鸡肉性属阴，适用于年老体弱、久病体虚者。

【食用方法】炖、炒、烧、烤、蒸。

【食谱】①归参炖母鸡　原料：母鸡1只，当归15克，党参15克，调味品适量。制作方法：将当归、党参、葱、姜、黄酒、盐纳入鸡腹内，放入砂锅中，加清水适量，武火烧沸，文火炖熬，熟透即可。本品能健脾补虚、益气养血，可用于治疗久病体弱、少气懒言、乏力、心悸、失眠等。②清蒸山药鸡肉丸　原料：鸡胸肉200克，山药1根，青菜2棵，葱、姜、盐、白胡椒粉、花椒粉、料酒等各适量。制作方法：山药去皮，用保鲜膜包好，放入微波炉，高火5分钟至绵软后，趁热取出碾成山药泥备用；鸡胸肉剁成肉糜后，与山药泥共同拌匀，加入盐、葱、姜、料酒、胡椒粉、花椒粉、豉油等，充分搅拌入味成馅。锅内加冷水，将肉馅搓成大肉丸子后，装盘入锅，隔水蒸熟；青菜洗净切好后，锅内放食用油，入锅爆炒至熟。山药鸡肉丸居中、青菜围边摆放后，淋入蒸肉丸的汤汁，即可食用。③香菇鸡肉粥　原料：大米100克，鲜香菇100克，鸡脯肉100克，淀粉少许，橄榄油10克，白菜叶、姜汁、盐各适量。制作方法：将大米淘洗干净；香菇洗净、焯水，切成薄片；白菜叶撕成小块待用。鸡脯肉切片，用刀背轻轻砸松，切成小丁，加盐、姜汁、少许淀粉调匀。锅烧热转小火，倒入油，放入鸡肉煸炒至变色，下香菇片翻炒均匀，盛出。锅中放入米、水，大火烧开后转小火慢煮30分钟，放入炒好的香菇鸡肉料，加盐和姜汁，继续煮5分钟即成。

【注意事项】不宜与芝麻、菊花、李子、鲤鱼、鳖肉、虾、兔肉等同食。鸡肉与芥末同食会大伤元气。心血管硬化的患者不宜喝鸡汤，鸡汤中鸡油极易溶于水，饮用鸡汤只能增加动物脂肪，对心血管硬化患者不利；高胆固醇血症患者不宜喝鸡汤，患者血液中胆固醇含量较高，鸡汤中的脂肪易被吸收，多喝鸡汤会使胆固醇进一步升高，导致动脉硬化等疾病。胃酸过多和胃出血者不宜喝鸡汤，鸡汤可促进胃酸的分泌，会促使病情加重。肾功能较差者不宜喝鸡汤，鸡汤内含有一些小分子蛋白质，急性肾炎、尿毒症等肾病患者饮用鸡汤后，对蛋白质分解不及时会加重病情。鸡屁股是淋巴最为集中的地方，也是储存病菌、病毒和致癌物的仓库，应弃掉不要。

2. 鸭肉：夏季食鸭正当时，北京烤鸭、南京板鸭、扬州三套鸭、湖南武冈血酱鸭比较有名。

【性味】味甘、咸，性平偏凉。

【归经】归肺、胃、肾经。

【功效】补中益气，滋阴补肝。

【营养】所含B族维生素和维生素E较其他肉类多，含有较为丰富的烟酸。

【鸭肉的选择】体表光滑，呈乳白色，切开后切面呈玫瑰色；形体一般为扁圆形，腿的肌肉摸上去结实。

【食用方法】烤、清炖。

【食谱】①鸭子冬瓜赤小豆汤　原料：鸭子1只，冬瓜、赤小豆、调味品各适量。制作方法：鸭子、冬瓜、赤小豆、调味品放入砂锅中，加适量清水，武火煮沸，文火慢炖。可清暑、利尿、健脾。②酸萝卜炖麻鸭　原料：麻鸭1只，泡酸萝卜100克，泡姜25克，水发海带50克，糟椒15克，葱15克，黄酒25克，胡椒粉1克，精盐5克，白醋5克，鲜花椒2克，清汤1000克，鸡精1克，植物油25克。制作方法：将麻鸭洗净剁块，放入开水锅中汆后备用；泡酸萝卜切条，泡姜切片，海带洗净切条。炒锅上火烧油，下入葱、姜、糟椒、花椒炒香，放入鸭块煸炒，烹入黄酒，炒约10分钟后，注入清汤；汤烧开后，撇去浮沫，锅内加入精盐、胡椒粉、鸡精；待鸭块煮约八成熟时，下入海带、泡酸萝卜条、泡姜片，至鸭块成熟时，锅内淋入白醋，将鸭块出锅盛入汤盆中。

【注意事项】不宜与木耳、胡桃、鳖肉和荞麦同食。鸭肉性凉，脾胃阴虚者少食，阳虚而常腹泻者忌食。

3. 鹅肉（家雁、舒雁）

【性味】味甘，性平。

【归经】归脾、肺经。

【功效】益气补虚，和胃止渴，止咳化痰，解铅毒。

【营养】高蛋白质、低脂肪、低胆固醇，含维生素A、B族维生素、烟酸。

【鹅肉的选择】表皮干燥，肉丝洁白，肉质有弹性，没有硬节。

【食用方法】煨汤、熏、蒸、烤、烧、酱等。

【食谱】①鹅肉萝卜虾米汤　原料：白鹅肉1000克，白萝卜500克，虾米100克，生姜、老葱、精盐、料酒各适量。制作方法：白鹅肉、白萝卜切块，虾米用少许温水浸泡备用。将鹅肉块用酱油、生姜、老葱、料酒煸好，再放入锅里，加适量清水，用大火烧滚后倒入砂锅，再用文火慢慢炖；待鹅肉炖至八成熟时把切好的白萝卜和泡好的虾米放入砂锅内一起炖，直到鹅肉烂透、白萝卜熟透，即可食用。该汤具有补气、化痰、开胃的功效，可防治慢性支气管炎，民间有“喝鹅汤、吃鹅肉，一年四季不咳嗽”的说法。②沙参玉竹鹅肉汤　原料：鹅肉 250 克，北沙参、玉竹各 15 克，山药 30 克。制作方法：上述食材加水适量炖煮至熟，稍加食盐调味服食。该汤适用于脾阴不足、口干思饮、少食不饥，或便溏腹泻者食用。

【注意事项】不宜与鸡蛋、茄子、鸭梨、茶叶、柿子同食。鹅肉与鸡蛋同食伤元气；与鸭梨同食可产生不良生化反应，会伤及肾脏；不可与茶叶同食，鹅肉中丰富的蛋白质和铁与茶叶中的鞣酸会形成不易消化吸收的物质，可能引发恶心、呕吐、腹痛等症状。柿子与鹅肉同时食用会引起食物中毒，严重时会导致死亡，绿豆水煎服可以缓解症状，若症状很严重则须及时就医。香榧与鹅肉相克，《本草纲目》称“香榧性热，同鹅肉食生断节风”。由于香榧油中含多种醛类、醇类（如坚果醛、坚果醇、榧树醛和新榧树醇等），同煮同食，这些成分可能与鹅肉的某些成分反应，产生不利于人体健康的化合物。

切鹅肉要逆着纹路切，否则不易嚼烂。鹅肉较容易变质，购买后要马上放进冰箱保存。如果一时吃不完，最好将剩下的鹅肉煮熟保存。此外，温热内蕴者，皮肤疮毒、瘙痒者，痼疾者，以及高血压、血脂异常、动脉硬化等患者忌食。每餐约 100 克，不宜过量食用，食多不易消化。

畜类

1. 猪肉

【性味】味甘、咸，性微寒，无毒。

【归经】归脾、胃、肾经。

【功效】滋养脏腑，滑润肌肤，补中益气。

【营养】优质蛋白质，富含铁、维生素 B_1、维生素 B_2。

【猪肉的选择】健康的猪肉刀口粗糙，皮肤呈白色，肉的外表微干或微湿润、不粘手。瘦肉部分为红色或者粉红色，光泽比较鲜艳，血管内很少有血液残留；脂肪部分为白色或者乳白色，质地比较坚硬，有弹性。五花肉适合红烧、炖，后臀尖和里脊肉适合爆炒。注水肉在血管周围可出现半透明的红色胶样物，注水部位肌肉组织呈半透明红色胶状，横切面可见肌肉色泽淡红，还会流出大量淡红色液体，指压弹力较差，甚至常会有多余水分流出。老母猪肉内的免疫球蛋白具有专一性和特异性，食入可能成为人体的一种抗原，易导致人体产生进行性贫血、黄疸、血红蛋白尿等溶血症状。老母猪肉一般呈深红色，肌肉纤维粗乱，水分较少，用手指触摸脂肪粘取的油脂较少、脂肪颗粒大；皮厚且黄，与肉结合不紧，分层明显，手指触摸有粗糙感，毛孔粗大。警惕含瘦肉精的猪肉（瘦肉精又名盐酸克伦特罗），买猪肉时要注意，颜色鲜红、肥膘很薄、皮下就是瘦肉的勿买。煮熟后若肥肉和瘦肉分裂开，这种肉最好不要食用。瘦肉精对患有高血压、心脏病、甲状腺功能亢进、青光眼、前列腺肥大和糖尿病等疾病的患者均有较大危害。

【食用方法】炒、红烧、炖。

【食谱】①猪肉板栗　原料：猪瘦肉500克，板栗250克，盐、姜、豆豉各适量。制作方法：猪肉切小块，与板栗、盐、姜、水放入砂锅中，焖至九成熟时加入豆豉，炖透即可。本品具有润燥、化痰、和胃的功效。②荠菜馅饼　原料：荠菜1000克，猪肉500克，面粉1000克，水600克，盐2茶匙，白糖1茶匙，黄酒3汤匙，胡椒粉1/2茶匙，生抽1汤匙，生姜10克，大葱30克，味精1/2茶匙，植物油4汤匙，香油1茶匙。制作方法：荠菜择去黄叶，清洗干净，放入开水锅内，焯烫至变色捞出，并立即放入冷水中降温，然后挤干水分切碎。猪肉用刀剁碎，肉馅放入盆中，加姜末、黄酒、胡椒粉搅拌均匀，再放入生抽、1茶匙盐和适量水搅打上劲；肉馅拨到一边，另一边放入切好的葱末和香油先拌匀，再把葱和肉馅拌匀。肉馅放入荠菜中，加入烧熟晾凉的植物油，再放入剩余的盐、白糖、味精，搅拌均匀成馅。面粉加入水和成面团，放置15分钟后再次揉匀；把面团搓成条，分割成每个重约30克的剂子；把面剂子擀成薄圆面片，面片置于掌心，中间放入馅料；先包成包子的形状，把口收紧，再放到案板上用手按扁成馅饼生坯。平底锅烧热，放少许油晃匀，收口向上放入馅饼生坯，小火烙至馅饼两面金黄即可出锅。③猪肉藕茸饼　原料：瘦肥肉250克，莲藕400克，精盐3克，黄酒10克，胡椒粉3克，葱姜汁50克，味精2克，干淀粉30克，鸡蛋清50克，面包屑100克，精制植物油1000克。制作方法：将猪肉洗净、莲藕洗净去皮，分别剁成茸，而后加精盐、黄酒、胡椒粉、葱姜汁、味精调味拌匀；将拌好的原料等分成10份，拍成圆饼，依次裹上干淀粉、蛋清液、面包屑，待用。炒锅上火，加入精制植物油，烧至六成热时将饼逐个下入，炸10分钟捞出装盘即成。此饼具有滋阴润燥、补肾润肤、健脾养胃、清热止渴的功效。

【注意事项】不宜与菱角、鸭梨、乌梅、杨梅同食。胆囊炎患者忌食肥猪肉。忌单纯多吃瘦肉，瘦肉虽属于高蛋白、低能量、低胆固醇的优质食物，但瘦肉中含有大量的蛋氨酸，在酶的作用下可转变成同型半胱氨酸，高同型半胱氨酸会破坏血管内皮，导致动脉硬化，因此不可过量，摄入瘦肉要有度，每天吃瘦肉不应该超过80克。

猪肉不可配虾，《饮膳正要》指出：“虾不可与猪肉同食，损精。”虾有淡水虾、海虾之分，淡水虾性味甘温，海虾性味甘咸温。猪肉助湿热而动火，故二者相配耗人阴精。猪肉不可和羊肝同食，猪肉羊肝和食之，令人心闷。由于羊肝苦寒，猪肉滋腻，入胃易作湿热，故不宜配伍；且羊肝有膻气，与猪肉同烹饪，易生怪味。猪肉不可配香菜，香菜辛温耗气，猪肉滋腻助湿热生痰，两者相配对身体有损害。猪肉不可与牛肉同食，因为猪肉酸冷、微寒，有油腻阴寒之性，而牛肉气味甘温，能补脾胃、壮腰腿，有安中益气之功；二者一温一寒，一补中健脾胃，一冷腻虚寒，性味相背，不能同食。猪肉与豆类相克，同食易致腹胀、气壅、气滞。从现代营养学观点来看，豆类能与瘦肉、鱼类等荤食中的矿物质如钙、铁、锌等结合，从而干扰和降低人体对这些元素的吸收，故传统的猪蹄炖黄豆是不合适的搭配。猪肉与菊花相克，二者同食，严重者会导致死亡。猪肉与鹌鹑同食，令人面黑。猪肉与茶相克，同食易便秘。猪肉与鸽肉、鲫鱼同食，令人滞气。猪肉与田螺相克，二物同属凉性，且滋腻易伤肠胃。猪肉与百合相克，同食会引起中毒。与猪肉的最佳搭配食物有黄瓜、莲藕、黄花菜。

若食用猪肉后出现心悸、震颤等症状，应立刻停止进食，多饮水，静卧半小时会有好转；若出现头晕、恶心、手脚颤抖、心率加快等较重症状，应及时到医院诊治。

2. 牛肉

【性味】味甘。水牛性冷，黄牛性温。

【归经】归脾、胃经。

【功效】补脾胃，益气血，强筋骨，化痰息风，止渴止涎，消水肿。水牛肉安胎。

【营养】富含优质蛋白质，脂肪含量低，含有铁、B族维生素、烟酸和核黄素。

【牛肉的选择】呈暗红色，均匀、有光泽，外表微干；脂肪呈白色或奶油色，有弹性，不粘手。

【食用方法】炒、烤、炖。

【食谱】①西红柿炖牛肉　原料：瘦牛肉1块，西红柿2个，苹果1个，香叶2片，番茄酱、盐、白胡椒粉、糖各适量。制作方法：牛肉切小块，焯水备用，西红柿、洋葱、苹果切块。锅内放少量底油，油热，放入牛肉块，煎至微黄，放料酒、香叶翻炒，放入西红柿块、洋葱块继续翻炒，放入苹果块加水稍没过食材。番茄酱加水稀释，倒入锅中，盖上锅盖，转中小火炖至牛肉软烂，出锅前加盐、白胡椒粉、糖调味即可。②酱香牛肉　原料：牛肉500克，酱油50克，白糖25克，绍酒20克，大料、花椒、丁香、茴香、砂仁、豆蔻酱各少许。制作方法：牛肉放开水中烫透，取出放入汤锅中，加酱油、白糖、绍酒、大料、花椒、丁香、茴香、砂仁、豆蔻酱煮至熟烂，取出即可。③芦笋牛肉　原料：牛肉200克，芦笋150克，绍酒40克，酱油20克，白糖、胡椒粉各少许，葱片、姜片各20克，姜末2克，花生油500克，水淀粉、味精少许。制作方法：芦笋切菱形片；牛肉去筋络，切成薄片，放入碗内加酱油、胡椒粉、淀粉、绍酒、姜末和清水腌制10分钟，再加入花生油腌制1小时。炒锅内放油，烧至六成热，放入牛肉片，炒至色白倒入漏勺沥油；锅内留油，放入葱片、姜片、白糖、酱油、味精，加清水少许，烧沸后用水淀粉勾芡，放入牛肉片和芦笋段，炒匀起锅装盘。④牛肉胡萝卜汤　原料：牛肉300克，胡萝卜1根，洋葱50克，橙皮、泰国甜辣酱、盐、糖、鸡精、料酒各适量。制作方法：胡萝卜切块，洋葱切块，牛肉切块，焯水后洗净浮沫。锅内热油至六成热时，放入洋葱煸出香味；放入牛肉煸炒一分钟，倒入料酒、泰国甜辣酱；加开水没过肉，大火烧开后改小火焖90分钟；最后加入胡萝卜、橙皮、盐、糖、鸡精调味，烧至软烂即可。⑤牛肉炒洋葱　原料：洋葱、牛肉、盐、五香粉、料酒、淀粉、生抽、糖、鸡精各适量。制作方法：将洋葱洗净切块，牛肉洗净切成大片放入小碗内，加入上述调料拌匀，腌制10分钟。锅内倒油，待油烧开后放入牛肉片划散翻炒，牛肉变色后倒入碗中调料，放入洋葱，大火炒出香味即可出锅。

【注意事项】不宜与薤白、韭菜、栗子、红糖、小米、蜜、鱼肉、田螺、白酒、橄榄同食。牛肉不宜常吃，

1 周 1 次为宜，每餐用量 80 克左右。牛肉不易熟烂，烹饪时放一个山楂、一块橘皮或一点茶叶，可以使其易于煮烂。牛肉的肌肉纤维较粗糙不易消化，故老人、幼儿及消化力弱的人不宜多食，或适当吃些嫩牛肉。炒、爆、氽牛肉等，可选购上脑、外脊和里脊部位的嫩牛肉；如想酱、烧、卤牛肉，可选购肉质较老的腱子肉和尾根肉等；如用以制作肉馅或炖汤，可选购肥瘦兼备的脖子和胸腹等处的肉。

3. 羊肉

【性味】味甘，性温。

【归经】归脾、胃、心、肾经。

【功效】温补气血，益肾气，助元阳，通乳，止带。

【营养】含有丰富的蛋白质，钙、铁、维生素 C 等含量较高。

【羊肉的选择】有光泽，色红且均匀；脂肪洁白或淡黄色，肉质坚硬而脆；有弹性，不黏手。

【食用方法】炒、烤、炖。

【食谱】①羊肉冬瓜汤　原料：羊肉、冬瓜、葱、姜、蒜、料酒、白芷、十三香各适量。制作方法：羊肉切片，冬瓜切块，葱切段，蒜、姜切末。羊肉焯一下，加适量料酒。油热炒香葱、姜、蒜，加水，放入羊肉、冬瓜、白芷、十三香，大火煮开后改小火炖，出锅前加香油、盐，撒上葱花。②当归生姜羊肉汤　原料：当归 30 克，生姜 60 克，羊肉 500 克。制法方法：将鲜羊肉用温水洗净切成小薄片，再加适量水，放入砂锅煮 10 分钟，再加入当归、生姜片，肉熟即成。此汤可用于治疗血虚有寒之腹痛、痛经。③红

焖羊肉　原料：羊肉500克，料酒30克，酱油30克，盐5克，糖10克，味精15克，花椒、大料、桂皮、小茴香、砂仁、豆蔻、孜然各少许，干红辣椒10克，葱白20克，姜20克。制作方法：羊肉洗净，切成2.5厘米的方块；花椒、大料、桂皮、小茴香、砂仁、豆蔻、孜然放在一个小纱布包里捆好。葱、姜洗净，分别切段和块，用刀拍碎；红辣椒洗净，备用。炒锅上火，加入半锅清水，烧开后把羊肉块放入锅内，用大火迅速烧开，取出羊肉块，用温水冲洗干净。炒锅上火，加油放入葱段、姜块，用小火炒出香味，加入料酒、酱油略炒一下，随后加入盐、糖及半锅水，把辅料包放到锅内大火同煮；待水烧开后将羊肉、红辣椒一起放入，转小火慢慢炖2小时。羊肉烧熟后，在锅里加入味精，把葱段、姜块和辅料包取出，汁收浓即可装盘。④胡萝卜烧羊肉　原料：羊肋条肉750克，胡萝卜200克，葱段、姜片、料酒、酱油、糖、盐、醋、胡椒粉各适量。制作方法：胡萝卜洗净，切成滚刀块，放入沸水中氽一下，捞出放入冷水中浸透，沥水待用；羊肋条肉洗净，沥水，切成骨牌块。开中火，炒锅内放入少许植物油，待油温达到六成热时放入葱段、姜片煸炒几下，然后放入羊肉块、料酒、酱油、盐、糖、醋和少许清水，烧开撇去浮沫，转小火烧至五成熟时放入胡萝卜块，烧至汁浓，撒少许胡椒粉，装盘即可。⑤大葱爆羊肉　原料：羊肉250克，大葱25克，淀粉35克，酱油、盐、料酒、香油、味精各适量，鸡蛋1枚（取蛋清）。制作方法：羊肉切片，放入碗内，加入鸡蛋清、淀粉、盐拌匀；大葱劈开，切小段。炒锅内放入花生油，用中火烧到六成热时，将羊肉片放入，用筷子拨散，再放入葱段翻搅，迅速捞出。锅内留油 25 克，将羊肉片、大葱、盐、酱油、料酒、味精、水淀粉、麻油放入，大火翻炒至熟，盛入盘中即成。

【注意事项】暑热天忌食。不宜与红酒、醋、栗子、竹笋、南瓜、豆浆、荞麦粉、乳酪、梅干菜、赤豆、西瓜同食。慢性病患者，尤其是肝炎和其他肝脏疾病患者慎食羊肉。因羊肉性味甘温，含有丰富的蛋白质、脂肪等，食用后如肝脏不能完全分解、吸收，易引起慢性肝病的复发或加重。民间称羊肉为“发物”，因此痰火湿热、实邪热证者，以及传染病早期，浮肿、感冒、牙病、疮疖等患者也不宜食用。此外，高血压患者及热性体质者更不宜多食羊肉。不要同时喝浓茶，因为羊肉中含有丰富的蛋白质，而茶叶中含较高的鞣酸，如果食用羊肉后就立刻喝茶，茶中的鞣酸与羊肉中的蛋白质结合，所产生的物质会使肠蠕动减弱，导致排便不畅，发生便秘。羊肉不宜与南瓜同食，否则容易发生黄疸和脚气；羊肉和南瓜都是温热食物，如果放在一起食用，容易上火。烹调羊肉时也应少放辣椒、胡椒、生姜、丁香、茴香等辛温的调味品，宜搭配性凉的蔬菜，能起到清凉、解毒、去火的作用，凉性蔬菜有冬瓜、丝瓜、油菜、菠菜、白菜、金针菇、茭白、白萝卜等。羊肉和豆腐同吃，可消积滞、化痰热。烹制羊肉的时候，最好放点不去皮的生姜，因为姜皮辛凉，有散火除热、止痛祛风湿的作用，还能有助于去除膻味。羊肉大热，醋性甘温，放在一起容易生火动血。酸味的醋具有收敛作用，不利于体内阳气的生发，与羊肉同食会令其温补作用打折扣，因此羊肉不宜与醋同食。食羊肉后进食西瓜易伤元气，这是因为羊肉性味甘热，而西瓜性寒，属生冷之品，进食后不仅大大降低羊肉的温补作用，且有碍脾胃。羊肉在烤制过程中，会产生致癌物质，故不宜常食烤羊肉。肥羊肉特别是羊杂，胆固醇含量较高，故高血脂患者慎食。

4. 狗肉

【性味】味甘、咸、酸，性温。

【归经】归脾、胃、肾经。

【功效】温补脾胃，补肾助阳，壮力气，补血脉。

【营养】优质蛋白质含量高，尤以球蛋白比例大。肥肉少，胆固醇含量低。

【狗肉的选择】肉色鲜红、有光泽，质地富有弹性，闻起来有狗肉的腥膻味。

【食用方法】炖、红烧。

【食谱】①淮杞炖狗肉　原料：怀山药60克，枸杞子60克，狗肉1000克，姜、料酒、盐各适量。制作方法：狗肉切碎，烹炒后与诸味同入砂锅，以文火炖至狗肉熟烂即可食用。本品适用于肾精亏虚，少气贫血者。②狗肉爆黑豆　原料：狗肉250克，黑豆50克，姜、盐、糖、五香粉各适量。制作方法：上述食材煮2～3小时，调味后食之，可治肾阳虚，夜尿多。③清炖狗肉　原料：鲜狗肉1000克，大葱40克，生姜15克，植物油75克，胡椒粉2.5克，料酒50克，熟芝麻面10克，味精2克，精盐20克。制作方法：狗肉用凉水洗净，在清水中浸泡1天，捞出冲洗干净控干，切成1厘米见方的小丁，放入锅中，加入凉水，烧开后捞出，再用清水冲洗3次控干。大葱去皮，洗净，切成块；生姜去皮，洗净，切片待用。将植物油放入锅里烧热，投入狗肉丁，用旺火煸炒4分钟，烹入料酒；待水分干后，加入生姜片、葱块、盐和1000毫升左右的清水，烧开去沫，改用小火炖熟，加入味精、胡椒粉和熟芝麻面即成。

【注意事项】暑热天忌食。发热忌食。不宜与菱角、杏仁、鲤鱼、泥鳅、绿豆、黄鳝同食。狗肉与大蒜同食易刺激肠胃黏膜。在烹调狗肉前，应先将狗肉放在清水中浸泡数小时，或用盐渍一下，以去除其土腥气和附着的污物。清洗狗肉时，最好不要用手直接接触，特别是手上有伤口者，更要戴橡皮手套。烹调时务必烧熟煮透，不宜生食，或食用半生半熟的狗肉，以防感染而患旋毛虫病或狂犬病。食量不宜过多，食后不宜马上饮茶，因为茶叶内的鞣酸与狗肉中的蛋白质结合会生成一种鞣酸蛋白，这种物质可使肠蠕动减弱，令大便中的水分减少，出现大便燥结等症。凡外感发热、咳嗽以及阳盛、阴虚、火旺等非虚寒性病证者，均不宜食狗肉。狗肉性温，有阴虚内热、脾胃湿热及高血压属肝火上炎者应慎食或禁食。每次食用以50克为宜。

5. 兔肉

【性味】味甘，性凉。

【归经】归肝、脾、大肠经。

【功效】补中益气，清热止渴，凉血解毒。

【营养】富含卵磷脂、不饱和脂肪酸、多种维生素以及8种人体所必需的氨基酸，含有较多人体最易缺乏的赖氨酸、色氨酸。

【兔肉的选择】脂肪为淡黄色；肉色红，有光泽，有弹性。

【食用方法】炖。

【食谱】①天麻炖兔肉　原料：兔肉120克，制天麻15克，菊花10克，生姜3片。制作方法：先将天麻洗净；菊花除去杂质，洗净；兔肉洗净切块，用开水洗去血水。将全部用料一起放入炖锅内，加开水适量，用文火炖煮2小时，调味即可饮汤食肉。本品具有清肝、息风、止痛之功效，适用于高血压病属肝阳上亢者，症见头晕而眩、心烦易怒、夜睡不安、面红口苦、舌红苔黄。②枸杞兔肉汤　原料：兔肉200克，枸杞子25克，山药50克，党参25克，黄芪25克，大枣10枚，盐少许。制作方法：兔肉洗净，切成一寸二分见方的块，用开水冒过，备用；山药洗净切厚片，枸杞、党参、黄芪、大枣等洗净备用。砂锅装水适量，先入兔肉，煮开撇去浮沫后，再将其余原料放入，共同煎煮至肉烂后吃肉喝汤。本品具有补脾益气的功效，适于脾弱气虚者食用。

【注意事项】孕妇、经期忌食。四肢怕冷、性冷淡，阳虚明显者不宜食用兔肉。不宜与芥末、姜、芹菜、小白菜、鸡蛋、橘子、鸡肉、甲鱼同食。兔肉与橘子同食易导致腹泻。有些不法商家给动物注射阿托品，致使动物大量饮水，体重增重，临床有因食用含阿托品的兔肉引起中毒的报道。每次食用量以80克为宜。由于兔肉性凉，食用兔肉最适宜的季节是夏季，寒冬及初春季节一般不宜食兔肉。兔肉不能与鸭血同食，否则易致腹泻。

6. 驴肉（毛驴肉、漠骊肉）

【性味】味甘、酸，性偏寒。

【归经】归心、肝经。

【功效】补血益气，息风安神。

【营养】高蛋白、高氨基酸，低脂肪、低胆固醇。

【驴肉的选择】红褐色、有光泽、有弹性，无膻味。

【食用方法】涮、凉拌、红烧、清炖、煮汤、炒，或盐酱。

【食谱】①驴肉山药粥　原料：驴肉250克，山药50克，大枣10枚，盐适量。制作方法：驴肉切成块，怀山药切块，一起入锅加适量清水炖煮，煮至驴肉熟后，加入适量精盐即可。②干锅驴肉　原料：驴肉500克，尖红椒15克，植物油30克，精盐、味精、豆瓣酱、生抽、料酒、香葱、姜、八角、桂皮、豆蔻、陈皮、香叶各适量。制作方法：驴肉切成大块，放入沸水锅内焯水，再加香料、干椒、清水一同放入高压锅内，煮10分钟至九成熟，捞出后顺纹路切成4厘米长、1厘米厚的条。净锅置旺火上，放入植物油烧至七成热，下姜片、驴肉煸香，烹料酒，再放入其余调味品，倒入鲜汤，收浓汤汁，装入干锅内，撒上香葱段，带火炉上桌即可。③驴肉火烧　原料：普通面粉、食用油、卤好的驴肉、调味品等各适量。制作方法：面粉加水和好后，拉成长条，涂上油，再合上两折，放到平底锅里用慢火烙；待火烧基本熟透后，将其放于平底锅下的炉灶中再烤。烤熟的火烧外面有一层酥脆的外皮，食用时将烧饼一分为二，把卤好的驴肉切片和佐料夹起，即可食用。④砂锅炖驴肉　原料：驴脯肉、冬笋、白果、花生油、葱、姜、花椒、八角、鸡清汤等各适量。制作方法：生驴脯肉用清水洗净，切成3厘米见方的块，用铁钎在肉上扎些眼，下开水锅煮透，捞出放入凉水内泡1小时，使其出尽血沫；

冬笋切片，葱切成段；花椒、八角洗净后用布包好；白果下锅煮熟，去壳、去芯。砂锅上火，花生油烧热后入葱、姜，放驴肉块及各种调料、鸡清汤，大火烧开，移小火炖两小时。待肉酥烂、汤色棕黄时，取出布包，撒胡椒粉即可食用。⑤五香酱驴肉　原料：驴肉1000克，葱段15克，姜片15克，精盐10克，白糖10克，酱油50克，白酒15克，山楂片2克，花椒5克，八角5克，甘草5克，丁香5克，桂皮5克，草果5克，小茴香5克，麻油20克。制作方法：将驴肉切成两大块，在凉水里泡4小时左右，捞出后放入开水锅中，煮5分钟左右，捞出后洗净。将甘草、丁香、桂皮、草果、山楂片、八角、花椒、小茴香等装入纱布袋中，用绳扎紧口后放入锅内，倒入水后再放入驴肉、葱段、姜片、精盐、酱油、白糖、白酒，烧沸后撇去浮沫，改用小火炖两小时。待用筷子能扎透驴肉时，捞出抹上麻油，晾凉后切成片即可装盘。

【注意事项】服用含荆芥的中药时不可同时食用驴肉。平素脾胃虚寒，有慢性肠炎、腹泻者不宜食用驴肉。每次食用50克为宜。

蛋类

1. 鸡蛋（鸡子）

【性味】味甘，性平。

【归经】归脾、胃经。

【功效】补阴养血，除烦安神，补脾和胃。

【营养】含有丰富的蛋白质、脂肪、维生素和铁、钙、钾等人体所需要的矿物质，富含DHA和卵磷脂、卵黄素，含有较多的维生素 B 和其他微量元素。

【鸡蛋的选择】蛋壳干净，色泽鲜明，表面粗糙，手握摇动无声。

【食用方法】鸡蛋的食用方法多种多样，有煮、蒸、炸、炒等。就营养的吸收和消化率来讲，煮、蒸蛋为 100%，嫩炸为 98%，炒蛋为 97%，荷包蛋为 92.5%，老炸为 81.1%，生吃为 30% ～ 50%，因此煮、蒸鸡蛋应是最佳烹制方法。

【验方】①姜炒鸡蛋止咳：取生姜切丁或丝，将鸡蛋打入碗内拌匀。少许油倒入锅中烧热，放入姜丝煸炒，最后倒入鸡蛋炒熟，趁热吃下。食用量可自己掌握，晚上临睡前吃更好。②鸡蛋配韭菜可补肾：韭菜洗净切小段，先入鸡蛋后放韭菜，炒熟即可食用，能补肾、行气、止痛，治肾虚、尿频。

【注意事项】不宜与兔肉、糯米、柿子、生葱、蒜、红薯、豆类同食。不宜生食。发热患者消化液分泌减少，此时不宜吃高蛋白的鸡蛋，否则容易引起腹胀、腹泻等消化不良症状。鸡蛋黄中胆固醇含量较高，肝胆疾病的患者应注意控制摄入量。不要食用生鸡蛋，生鸡蛋里含有抗生物素蛋白，影响人体对食物中生物素的吸收，容易出现食欲不振、全身无力、肌肉疼痛、皮肤炎症、脱眉等生物素缺乏症。忌食未熟的鸡蛋，以免感染细菌引起腹泻。鸡蛋需要高温煮熟后食用，但如果煮得太老，蛋黄表面会形成灰绿色硫化亚铁层，很难被人体消化吸收；蛋白质会老化，变硬变韧，也不易吸收。正确的煮鸡蛋方法：鸡蛋洗净后，放在盛水的锅内浸泡 1 分钟，用小火烧开后改文火，煮 8

分钟即可，切忌烧煮时间过长。鸡蛋和白糖同煮会使鸡蛋蛋白质中的氨基酸形成果糖基赖氨酸结合物，这种物质不易被人体吸收，会对健康有不良作用，因此鸡蛋不可与糖同煮。由于豆浆中含胰蛋白酶，用豆浆冲鸡蛋会形成一种难以被人体吸收的蛋白质物质，会大大降低鸡蛋和豆浆的营养，因此不宜用豆浆冲鸡蛋。蛋白质过敏者，如果一次性摄入大量含蛋白质的食品（如蛋类等），易发生蛋白过敏性荨麻疹，出现腹泻、腹痛、皮肤出疹等症状，所以此类患者应避免食用含蛋白质丰富的食品。

2. 鸭蛋（鸭卵、太平、鸭春、青皮）

【性味】味甘，性凉。

【归经】归肺、脾经。

【功效】滋阴养血，润肺美肤，生津益胃。

【营养】含有蛋白质、磷脂、维生素 A、维生素 B_2、维生素 B_1、维生素 D、钙、钾、铁、磷等营养物质。

【鸭蛋的选择】优良的咸鸭蛋光滑圆润，外壳干净，无裂缝，蛋壳呈淡蓝色或青色，晃动无声响，没有异味，质重。

【食谱】①凉水腌蛋法　原料：新鲜鸭蛋 50 枚，盐 750 克，花椒 3 克，烧酒 50 ～ 100 克。制作方法：鸭蛋洗净晾干放入坛内。锅内放盐和花椒，加清水煮开，待凉后倒入坛内，水量最好刚刚淹没鸭蛋，封好坛口，20 天后即可食用。为使蛋黄出油，可在盐水里加上 50 ～ 100 克烧酒。②鸭蛋银耳汤　原料：鸭蛋 1 ～ 2 枚，银耳 10 克，冰糖适量。制作方法：将银耳洗净，放入锅内，加水适量，先以武火煮沸，再用文火煨炖至汤水变浓。将鸭蛋打入碗中，与冰糖一并放入银耳汤内，稍煮即可，饮汤，食银耳、鸭蛋。

【验方】木耳鸭蛋治咳嗽：泡发后的黑木耳10克切碎，鸭蛋1枚打散，取少许冰糖，加水适量搅拌后隔水蒸熟，趁热食用。每日2次，连服3天，可治疗阴虚肺燥咳嗽。

【注意事项】不宜与鳖、李子、桑椹同食。脾阳不足、寒湿下痢以及食后气滞痞闷者忌食。癌症、高血脂、动脉硬化及脂肪肝患者忌食。高血压等疾病患者对含盐量高的食物应谨慎食用。鸭子易患沙门氏菌病，其体内的病菌能够渗入到正在形成的鸭蛋内，只有经过一定时间的高温处理，这种细菌才能被杀死。因此鸭蛋应在开水中煮至少15分钟才可食用，且煮熟以后不要立刻取出，应留在开水中使其慢慢冷却。

3. 鹅蛋

【性味】味甘，性微温。

【归经】归脾、胃经。

【功效】补中益气，提高记忆力。

【营养】含丰富的蛋白质、脂肪、矿物质和维生素等，含有较多的磷脂。蛋黄内铁、磷和钙含量较多，有丰富的维生素A、维生素D、维生素E、核黄素和硫胺素，蛋白中含核黄素和烟酸较多。

【鹅蛋的选择】用手电照鹅蛋外壳，里面蛋黄与蛋清分离较清楚，没有血丝状物体。

【食谱】茶叶蛋　原料：鲜蛋、食盐、红茶、八角、陈皮、桂皮、花椒等各适量。制作方法：鲜蛋煮熟，待凉透后，轻敲蛋壳，使其表面出现很多裂纹，再放入锅中加一定量凉水，与食盐、红茶、八角、陈皮、桂皮、花椒等佐料一起熬煮，佐料用量酌情而定。

【注意事项】骨折患者不宜食。不宜与鸡蛋、海带、花椒、动物血、酒、绿豆同食。

4. 鹌鹑蛋

【性味】味甘，性平。

【归经】归心、肝、肺、胃、肾经。

【功效】补气益血，强身健脑，丰肌泽肤。

【营养】含有丰富的蛋白质、脑磷脂、卵磷脂、赖氨酸、胱氨酸、维生素 A、维生素 B_2、维生素 B_1、铁、磷、钙等营养物质。

【鹌鹑蛋的选择】外壳坚硬，色泽鲜艳，富有光泽，呈灰白色，带有红褐色或紫褐色斑纹；蛋黄呈深黄色，蛋清透明且黏稠，摇动没有声音。

【食谱】①蒸鹌鹑蛋　原料：鹌鹑蛋 2 枚。制作方法：鹌鹑蛋蒸熟，早晚分食，连用 5 日，可治疗小儿疳积。②鹌鹑蛋炒韭菜　原料：鹌鹑蛋 10 枚，韭菜、精盐各适量。制作方法：将鹌鹑蛋磕破入碗中，再将韭菜洗净切碎放入，加精盐，打散调匀，油煎至熟。单食或佐餐，适用于肾虚之阳痿、腰痛等症。

【注意事项】鹌鹑蛋含胆固醇高，老年人及脑血管病患者宜少食为好。

5. 松花蛋（皮蛋、变蛋）

【性味】味辛、涩、甘、咸，性寒。

【归经】归胃经。

【功效】清热泻火，养心安神，滋补健身。

【营养】松花蛋较鸭蛋含更多矿物质，脂肪和总热量却稍低。

【松花蛋的选择】良质皮蛋外表泥状包料完整、无霉斑，摇晃时无动荡声；切开后整个蛋凝固、不粘壳，清洁而有弹性，呈半透明的棕黄色，有松花样纹理；将蛋纵剖，可见蛋黄呈浅褐或浅黄色，中心较稀。

【食谱】皮蛋瘦肉粥　原料：米、里脊肉、皮蛋、食用油、盐各适量。制作方法：把米淘干净后，加入2小勺油、半勺盐、少许水搅拌均匀，腌制半小时左右；选用一块里脊肉，下锅前用水焯一下，去掉血水和腥味。然后，把腌好的米、一整块肉和一半的皮蛋丁一起下锅；小火熬一个半小时后，把肉块捞出，用筷子或者牙签撕成细细的肉丝，再与另一半皮蛋一同放进锅里。在下米的时候，将一半皮蛋和肉一起放进去，这样和米一起煮一个半小时，皮蛋会融化，味道也会完全渗透到粥里面，并且融化的皮蛋还可以使粥变得更黏稠。另一半皮蛋要和肉丝一起放，再继续煮上半个小时，可以去掉皮蛋里面的生石灰味儿。做粥要小火熬，但在下料的时候，要开大火，让水滚开再下米、肉和皮蛋，这样能先把米煮散，并锁住肉的鲜味。5分钟之后再转小火慢慢熬，如此才能保证皮蛋粥味道鲜美。最后在出锅前，放入一些葱花和排叉儿更能提味。

【注意事项】不宜与甲鱼、李子、红糖同食。松花蛋含有少量铅，不宜多食，尤其儿童更应少食，以防影响智力发育。脾阳不足、寒湿下痢、心血管病、肝肾疾病患者也应少食。肾炎患者忌食皮蛋。中医认为皮蛋性寒，食用时最好加些食醋和姜末。在食用皮蛋的时候，要搭配性温热食材，比如辣椒、蒜、胡椒粉等。皮蛋的蛋白晶莹剔透，内黄溏心，如果用刀具切分，会导致其蛋白和蛋黄有所损失，应取一根细线，一端固定好，另一端用左手拉紧，右手将剥好的皮蛋在拉紧的线上分切，这样能够很快地切出整齐的皮蛋。

第四节　五　菜

蔬菜方面，建议深色蔬菜应占一半以上，并增加菌藻、豆荚类蔬菜的摄入。

叶菜类

1. 油菜（芸苔、胡菜、寒菜、苔菜、芸苔菜、苔芥、红油菜）

【性味】味甘，性凉。

【归经】归肺、胃、大肠经。

【功效】清热除烦，行气祛瘀，消肿散结，通利肠胃。

【营养】含钙、铁、维生素 C、胡萝卜素，以及丰富的膳食纤维。

【油菜的选择】叶子短而淡绿，外表新鲜、油亮、无虫，无黄叶者为佳。

【食用方法】炒、煮。

【食谱】①油菜炒香菇　原料：油菜、香菇、葱、姜、蒜、淀粉、盐、油各适量。制作方法：香菇切块，油菜切块，葱、姜、蒜切丁。油热后放入姜、蒜爆香，倒入香菇、葱同炒；再放入油菜快速翻炒，加少许盐炒匀后，淀粉勾芡即可出锅。本菜品可应用于胃肠有热引起的便秘或老年习惯性便秘。②油菜粥　原料：油菜 50 克，大米 50 克。制作方法：大米煮粥如常法，半熟时加入洗净切碎的油菜，熬熟即可。此粥具有行血、散瘀、消肿的功效，可用于丹毒、痈肿等。

【验方】①急性乳痈、无名肿毒：油菜煮汁或捣汁，每次温服 1 小杯，1 日 3 次；或用鲜叶捣烂敷患处，每日更换 3 次。本品具有散结消肿的功效。②产后恶露不下、血气刺痛：油菜籽炒香，与肉桂各等分，共研细末，用醋煮面粉糊为丸，如龙眼核大，每次服 1 ～ 2 丸，温黄酒送下，日服 3 次。

【注意事项】油菜中维生素 C 含量丰富，应先洗后切，以减少维生素的流失；切碎后不宜久放，防止维生素氧化。有资料称油菜不宜与动物肝脏、黄瓜、胡萝卜同时加工，否则其所含成分会破坏油菜中的维生素。煸炒油菜不宜放醋及碱，以免影响色泽和营养。

2. 大白菜（结球白菜、黄芽菜、窝心白菜）

【性味】味甘，性微寒。

【归经】归肠、胃经。

【功效】通利肠胃，养胃生津，清热解毒，除烦解渴。

【营养】含有丰富的粗纤维、B 族维生素、维生素 C、维生素 E，以及钙、铁、磷、锌等微量元素。

【大白菜的选择】个儿大的，根部小的。

【食用方法】炒、煮。

【食谱】①醋熘大白菜　原料：大白菜、葱、姜、蒜、油、盐、醋、酱油、白糖各适量。制作方法：白菜洗净切成斜段，葱、姜、蒜切碎备用，白糖、醋、酱油、盐放一起调匀。油热后放入葱、姜、蒜爆香，先放白菜帮后放白菜叶，大火翻炒，倒入调料汁翻炒片刻即可出锅。②粉条烩白菜　原料：大白菜、粉条、肉汤、盐各适量。制作方法：大白菜叶片剥下冲洗干净，切成5厘米见方的块；粉条用沸水煮至八成熟。炒锅入油烧热，放入大白菜煸炒至稍软，加入肉汤及粉条同烩，转小火焖煮，放盐调味，至汤汁稠浓即可。③虾米烩大白菜　原料：大白菜300克，虾米30克，姜、水淀粉、盐各适量。制作方法：大白菜去除头、梗，剥开叶片，洗净，切片；虾米放入温水中泡软，捞出沥干水分；姜洗净，切片。油锅烧热，爆香姜片、虾米；放入大白菜，中火炒至菜叶变软；加入调味料，大火翻炒均匀即可。④蘑菇炒白菜　原料：口蘑200克，大白菜100克，蚝油2毫升，豆油、姜末、蒜蓉、葱花、精盐各适量。制作方法：口蘑和大白菜洗净，分别用水焯一下，口蘑撕碎、白菜切成片。炒锅中放入适量豆油，油烧热后加入姜末、蒜蓉和葱花爆香，然后再将准备好的口蘑和大白菜片放入锅中爆炒，炒至大白菜将熟时，加入蚝油和精盐，再炒片刻即成。本品具有护肤养颜、预防感冒的功效。⑤白菜肉包　原料：白菜叶、肉馅、调味品各适量。制作方法：选择叶大、帮子薄的大白菜，去掉大部分白菜帮，白菜叶焯水后平铺在干净的菜板上。在准备好的肉馅里加一些切碎的豆制品（如豆腐）、香菇、木耳等食物，并放入葱、姜、酱油和盐混匀调味。调好馅以后，将其包在白菜里开始上屉蒸，约蒸15分钟即可。

【注意事项】腐烂变质的大白菜、隔夜的熟白菜和未腌透的酸菜不要食用，因为它们所含的硝酸盐会转变成亚硝酸盐，容易导致中毒，出现头痛、恶心等症甚至死亡。大白菜要先洗后切，切了马上炒，可避免维生素 C 的流失及氧化。大白菜竖着切可以减少营养流失。炒大白菜适当放醋可保护维生素 C，还能杀死病菌。大白菜适合绝大多数人食用，但其性偏寒凉，体寒怕冷、胃寒腹痛、腹泻者不可多食。大白菜和肉类搭配在一起烹调，则可抵消其寒性，脾胃寒凉者即可食用。

3. 小白菜

【性味】味甘，性平。

【归经】归肺经。

【功效】清热除烦，行气祛瘀，消肿散结，通利肠胃，活血通络，润泽肌肤，延缓衰老。

【营养】含有蛋白质、脂肪、糖类、膳食纤维、钙、磷、铁、胡萝卜素、维生素 B_1、维生素 B_2、烟酸、维生素 C 等。其中钙的含量较高，为白菜含量的 2 ～ 3 倍。小白菜中的胡萝卜素是大白菜的 74 倍。

【小白菜的选择】叶子颜色翠绿、菜帮子呈白色、根部饱满者为佳。

【食用方法】炒、煮。

【食谱】清炒小白菜　原料：小白菜、油、盐各适量。制作方法：小白菜洗净切段备用，油热后放入小白菜，翻炒数下后倒入少许盐，继续翻炒数下即可出锅。

【注意事项】一般人群均可食用小白菜，但脾胃虚寒、大便溏薄者，不宜多食。

4. 菠菜（菠棱、赤根菜、波斯菜、红根菜、鹦鹉菜）

【性味】味甘、平，性凉。

【归经】归肠、胃经。

【功效】养血止血，止渴润肠，滋阴补肝，利五脏，通血脉，助消化。

【营养】含有丰富的维生素 A、维生素 B_6、维生素 C、维生素 E、叶酸、β – 胡萝卜素及铁、铬、硒、钾等微量元素。

【菠菜的选择】色泽浓绿，根部红色；茎叶不老、无抽薹开花；叶面较宽，叶柄较短。

【食用方法】炒、煮、凉拌。

【食谱】①蒜蓉菠菜　原料：菠菜、蒜、油、盐各适量。制作方法：菠菜洗净焯一下，油热爆香蒜蓉，放入菠菜煸炒，加盐炒匀即可。②菠菜鸡蛋汤　原料：鲜菠菜适量，鸡蛋 2 枚。制作方法：菠菜洗净置沸水中，再打入鸡蛋 2 枚，搅匀调味即可。本品具有补血滋阴的功效，可治疗缺铁性贫血和头晕。③菠菜拌藕片　原料：菠菜、藕各 200 克，盐、糖、麻油各适量。制作方法：菠菜择洗干净，放入沸水中焯一下；藕去皮洗净，切薄片，放入沸水焯一下，两者加精盐、白糖、麻油拌匀即成。本品具有清肝明目的功效，可用于治疗视物不清、头昏等症。④果仁菠菜　原料：菠菜 400 克，腰果 100 克，橄榄油 1 茶匙，盐 2 克，白糖 1 茶匙，红椒少许。制作方法：凉油放入腰果，小火慢慢炸至腰果微黄即可关火，盛出备用；菠菜洗净，水开后放几滴橄榄油，放入菠菜焯熟后盛出，沥干水分，加盐、糖、橄榄油，拌匀。将炸好的腰果放入菠菜中，拌匀后放一点红椒圈点缀即可。

【注意事项】肾炎、肾结石患者忌食。由于菠菜中草酸含量较高，故结石患者须少食。菠菜性冷滑，胃肠虚寒的腹泻患者应不食或少食。不宜与韭菜同食。菠菜与豆腐能否同食的问题常被人们讨论，其实这个问题的关键是菠菜中含有大量草酸等有机酸，而豆腐里含有钙和镁，两者相遇就会结合成草酸钙和草酸镁，这些物质不易被人体吸收。只要将菠菜先用开水焯一下，其中大部分草酸即会溶于水中，上述忧虑便可解除。豆腐与菠菜能否同食的问题，同样适用于菠菜与木耳、虾米、海带、紫菜等含钙食品。因为菠菜与这些食品在一起会形成草酸钙，所以同食时应先将菠菜用开水焯一下。菠菜不宜火锅涮。菠菜的红根一定要保留，因为几乎所有的铁元素都在根上。

5. 芥蓝（甘蓝球、旱白、撇拉）

【性味】味甘、苦，性凉。

【归经】归肺经。

【功效】利水化痰，解毒祛风，清热，解乏，清心明目。

【营养】含丰富的维生素 A、维生素 C、钙、蛋白质、脂肪、植物糖类、奎宁和大量膳食纤维。芥蓝中含有奎宁，可抑制过度兴奋的体温中枢，起到消暑解热的作用。还含有丰富的硫代葡萄糖苷，其降解产物为萝卜硫素，是强有力的抗癌物质。芥蓝所含大量膳食纤维，可宽肠通便；丰富的维生素 C 可提高免疫力，具有止痛生肌的功效，可促进胃溃疡、十二指肠溃疡的愈合。

【芥蓝的选择】节间较疏，苔叶细嫩浓绿，无黄叶，梗比较细。

【食用方法】炒、凉拌。

【食谱】①凉拌芥蓝　原料：芥蓝、蒜、生抽、盐、醋、香油各适量。制作方法：芥蓝洗净，并将底部的茎切成斜刀以便入味，用热水焯过，控干后备用。用蒜、生抽、盐、醋、香油和少许水调成小料，将控干后的芥蓝放入盘中，倒入小料即可享用。②清炒芥蓝　原料：芥蓝茎500克，老姜、精盐、白酒、鸡精、白糖各适量。制作方法：芥蓝洗净，如果芥蓝较粗，用小刀在粗的茎秆上切出十字刀。锅中放适量油，大火烧至四成热，放入拍碎的老姜，炒香；加适量盐，放入芥蓝，盖上锅盖；倒入白酒，继续盖着盖子。待水分蒸发得差不多，听不到噼里啪啦爆油声的时候，翻动，使所有的菜受热均匀，加入白糖、鸡精调味；待芥蓝炒得软熟之后，起锅装盘即可。③香菇炒芥蓝　原料：香菇、芥蓝、虾皮、红椒、姜、蒜、葱各适量。制作方法：芥蓝洗净，剥去老叶，与其他配菜一并洗好备用。芥蓝切片，红椒切丝；香菇泡发好，洗去泥沙，切小片；姜拍碎切粒，蒜切片，葱切粒；虾皮用温水洗一下。将芥蓝放入烧开的水中焯一下，捞出过凉水，沥干备用。热锅放油，加蒜片、姜粒爆香，放入芥蓝片翻炒几下，再放红椒丝、香菇片炒拌均匀，放入盐、少量白糖、料酒炒匀，烹入少量水稍稍焖一下；撒入虾皮、葱粒稍炒，加鸡精调味，炒匀即成。

【注意事项】吃芥蓝要适量，不宜一次食用太多。久食芥蓝，会抑制性激素分泌。《本草求原》中指出芥蓝“甘辛、冷，耗气损血”。芥蓝味微苦涩，故需加少许食用碱水焯过，使芥蓝色泽青绿，茎软中带爽。另外，炒芥蓝要放糖和酒，用糖掩盖其苦涩味，以酒增香。芥蓝在烹调上最好采用炒、炝的方法。

6. 芥菜

【性味】味辛，性温。

【归经】归肺、胃、肾经。

【功效】宣肺豁痰，温中利气，解毒消肿，开胃温食，明目利胆。

【营养】含有维生素 A、B 族维生素、维生素 C、维生素 D、胡萝卜素和大量食用纤维素。

【芥菜的选择】叶片完整，没有枯黄及开花现象者为佳。

【食用方法】炒、煮。

【食谱】①芥菜煲　原料：芥菜、排骨、蒜、姜、盐、油、白胡椒各适量。制作方法：排骨放入砂锅，加水烧开；芥菜切块，蒜头切粒，姜切丝。油热放入姜、蒜炒香，加入芥菜，翻炒均匀后放入砂锅，煮熟后加盐、胡椒粉即可。②芥菜粥　原料：芥菜、粳米各 100 克。制作方法：将芥菜、粳米洗净，加水煮粥。每天吃 1 次，连吃 1 周，能宣肺豁痰、温中利气，对寒证、咳嗽痰滞、胸膈满闷、肾炎及泌尿系统疾病有疗效。③芥菜牛肉煲　原料：芥菜 250 克，生姜 30 克，牛肉 100 克。制作方法：芥菜洗净切段，生姜拍扁切碎，牛肉切成薄片。生姜放入锅内，加水适量，武火煮沸后，加入牛肉、芥菜，煮沸片刻即可。本品能散寒解表、止咳化痰，可用于肺寒咳嗽。

【注意事项】不宜与鲫鱼、鳖肉同食，不能生食。

7. 雪里蕻（雪菜）

【性味】味辛，性温。

【归经】归肺、胃、肾经。

【功效】解毒消肿，温中利气，宽胸利膈。

【营养】磷和抗坏血酸含量较高。

【雪里蕻的选择】叶片厚实饱满，色泽光亮。

【食用方法】炒、煮、腌制。

【食谱】①雪菜豆腐汤　原料：雪里蕻、豆腐、鸡蛋、盐、油、葱姜、淀粉、高汤各适量。制作方法：豆腐切块放入清水中备用，雪里蕻洗净切成碎末状，葱、姜切段备用。油热四成后放葱、姜爆香，再放雪里蕻翻炒数下，加入适量高汤。汤开后放入豆腐块，煮熟后用淀粉勾少许芡，将鸡蛋打散入锅即可。②腌制雪里蕻　原料：雪里蕻、粗盐、花椒、八角等各适量。制作方法：选择较嫩的雪里蕻，摘掉黄叶、烂叶，清洗，把水控干净。准备一个大容器（坛子或大玻璃缸），放一层菜撒一层粗盐，放入准备好的调味料。可不必加水，因为菜本身会出水。菜要压实，出来的水要没过菜叶，阻断菜与空气的接触。放在避光阴凉处储存，10 天左右即可食用。

【注意事项】霉变的雪菜不可食用。

8. 苋菜（雁来红、老少年、老来少、三色苋）

【性味】味微甘，性凉。

【归经】归肺、大肠经。

【功效】清热利湿，凉血止血，散瘀。

【营养】富含蛋白质、脂肪、糖类、胡萝卜素、铁，以及易被人体吸收的钙。

【苋菜的选择】叶片颜色深，根须少，易折断者，为佳。

【食用方法】炒、煮。

【食谱】①苋菜牛肉汤　原料：苋菜、牛肉、淀粉、姜、蒜、盐、香油各适量。制作方法：苋菜洗净，牛肉团成丸子，姜切片，蒜拍碎。锅中加水和姜煮沸，放入牛肉丸煮至浮起，再放入苋菜，待再次煮开后放入少许蒜、盐和香油，调味出锅即可。②蒜香腊肠苋菜　原料：苋菜、腊肠、蒜片、精盐、白糖、花生油各适量。制作方法：锅内放油，用蒜片炝锅，腊肠切片放入锅中略炒，再放入洗净控水的苋菜快速颠翻，加入精盐、白糖调味即可。③双色苋菜蛋卷饼　原料：红苋菜 100 克，面粉 50 克，鸡蛋 2 枚，蒜片、葱花各适量，盐、生抽、花椒粉各少许。制作方法：苋菜洗净，锅中放少许底油，入锅炒软，再放入生抽、花椒粉、盐、蒜片，炒透，用铲子碾压，出汁备用。碗中放入面粉，加苋菜汁和水调成稀面糊，加葱花、盐调味。锅中放少许底油，倒入面糊，摊成薄饼，煎至双面上色后盛出备用；鸡蛋打散，倒入锅中，摊成饼状，在蛋液未完全凝固时，将苋菜面饼放在鸡蛋饼上，完全煎熟后盛出。将炒好的苋菜放在蛋饼一面，卷成卷，切段即成。④苋菜豆腐汤　原料：苋菜 400 克，水发海米 20 克，豆腐 250 克，蒜头 10 克，食用油、食盐、味精各适量。制作方法：苋菜洗净，放入沸水中焯一下，捞出沥干；水发海米切成末，豆腐切成小块，蒜头捣成泥。炒锅中加入食用油，油热后下蒜泥，煸出香味后下海米和豆腐块，加少许食盐焖 1 分钟。再加水和适量食盐，将汤烧开，下苋菜一滚即离火装碗，调入味精即可。本品具有清热解毒、生津润燥的功效，适用于肝胆火旺之目赤咽肿等症。

【注意事项】不宜与菠菜、蕨粉、甲鱼、龟肉同食。要把苋菜洗干净，最好用流水冲洗。脾胃虚寒者忌食。平素胃肠有寒气、易腹泻的人也不宜多食。过敏体质者食用苋菜后经日光照射，有可能患植物日光性皮炎，需多加注意，慎食或禁食。

9. 包心菜（洋白菜、卷心菜、结球甘蓝）

【性味】味甘，性平。

【归经】归肝、胃经。

【功效】补骨髓，润脏腑，益心力，壮筋骨，利气散结，清热止痛。

【营养】含丰富的钾、叶酸、维生素 C、维生素 E、β－胡萝卜素等。

【卷心菜的选择】结球坚实，包裹紧密；叶片呈绿色并有光泽，质地脆嫩。

【食用方法】炒。

【食谱】①清炒卷心菜　原料：卷心菜、油、盐、醋、葱、蒜各适量。制作方法：卷心菜洗净切小片，油热后放入葱、蒜爆香，再放入卷心菜翻炒数下，再放盐、醋继续翻炒片刻即可出锅。②包心菜炒西红柿　原料：包心菜 250 克，西红柿 200 克，葱花适量。制作方法：先将西红柿用开水稍烫，去皮切块，包心菜洗净切片。油锅烧热后，放葱花煸香，加包心菜炒至七成熟，投入西红柿略炒，再加精盐、酱油烧至入味，调入味精拌匀即成。本品具有益气生津的功效，适用于身体疲乏、心烦口渴、不欲饮食等症。

【注意事项】富含粗纤维且质硬，故脾胃虚寒泄泻者不宜多食。

10. 空心菜（蕹菜、竹叶菜、瓮菜）

【性味】味甘，性寒。

【归经】归肠、胃经。

【功效】清热凉血，解毒利尿。

【营养】含丰富的粗纤维，由纤维素、木质素和果胶等组成，还含有丰富的维生素 C 和胡萝卜素、叶绿素。

【空心菜的选择】叶子为绿色，切口无腐烂或变色，茎管细者为佳。

【食用方法】炒、煮、凉拌。

【食谱】凉拌空心菜　原料：空心菜、蒜、生抽、盐、醋、香油各适量。制作方法：空心菜洗净切成小段，用开水焯过，控干后备用，蒜、生抽、盐、醋、香油和少许水调成小料，将控干后的空心菜放入盘中，倒入小料即可。

【注意事项】夏秋季雨水较多，空心菜虫害频发，个别菜农为了个人利益，在蔬菜上喷洒农药后，短时间内即上市出售，从而造成中毒事件。因此夏秋季食用空心菜，须闻有无农药味。最好到正规市场购买，以避免有机磷农药（敌敌畏）中毒。

空心菜性寒滑利，体质虚弱、脾胃虚寒、大便溏稀者不宜多食，血压偏低、胃寒者慎食。空心菜最好不要与牛奶、酸奶同时食用，因为空心菜中的草酸会与牛奶中的钙、铁、锌等微量元素发生反应，不易被人体吸收。吃凉拌或清炒空心菜时，最好放点蒜，因蒜能佐治寒凉。空心菜遇热容易变黄，所以在炒前应充分热锅，大火快炒，不等叶片变软即盛出，也可避免空心菜中的营养物质流失。空心菜和鸡蛋配合食用，具有防癌、护眼、抗老化的功效。空心菜与鸡肉搭配，则能减少胆固醇的吸收。

11. 韭菜（丰本、草钟乳、起阳草、长生韭、壮阳草）

【性味】味甘、辛、咸，性温。

【归经】归胃、肝、肾、肺经。

【功效】温中行气，活血散瘀，补肝肾，暖腰膝。

【营养】富含铁、钾和维生素 A、维生素 C、β－胡萝卜素、粗纤维。

【韭菜的选择】叶肉肥厚，叶片挺直，叶色鲜嫩、翠绿、有光泽，不带烂叶、折叶、黄叶、干尖，无斑点者为佳。春初早韭尤佳。

【食用方法】炒、拌。

【食谱】①韭菜鸡蛋馅　原料：韭菜、鸡蛋、盐、香油、蚝油、姜粉各适量。制作方法：韭菜洗净晾干，切成碎末，放入香油拌匀后备用。鸡蛋在碗中打散拌匀，油热后放入锅中，用铲子将鸡蛋划散，放凉后再将韭菜放入拌匀，最后放少许盐、香油、蚝油、姜粉拌匀即可。②韭菜炒鸡蛋　原料：新鲜韭菜 100 克，鸡蛋 3 枚。制作方法：将韭菜洗净切碎，与鸡蛋拌匀，用素油、食盐同炒至熟佐食。本品具有温中养血、温肾暖腰膝的功效。

【注意事项】不宜与菠菜、蜂蜜同食。韭菜春食则香，夏食则臭，冬食动宿饮，多食则神昏目暗，酒后尤忌。食用韭菜时，要取鲜嫩者。韭菜性温，体质属热者，最好不要食用，或少食为宜。韭菜含粗纤维较多，不易消化吸收，消化不良者则不宜多食。

12. 茼蒿（蓬蒿、篙子杆、菊花菜）

【性味】味甘、辛，性凉。

【归经】归心、脾、胃经。

【功效】平补肝肾，缩尿，宽中理气，养心，降血压，润肺祛痰。

【营养】含有丰富的维生素、胡萝卜素及多种氨基酸、粗纤维。

【茼蒿的选择】茎短且粗细适中，颜色水嫩，呈深绿色者为佳。

【食用方法】炒、煮、拌。

【食谱】①凉拌茼蒿　原料：茼蒿、盐、姜、醋、蒜泥、小葱、橄榄油、生抽、香油、白糖各适量。制作方法：茼蒿洗净用开水焯 10 秒，控干备用。锅中放入橄榄油、葱花，爆香后放入姜丝和蒜末关火，用盐、糖、生抽、醋、香油拌成小料，浇到茼蒿上即可。②茼蒿丸子汤　原料：猪肉馅 300 克，水发海米或水发香菇 50 克，茼蒿 100 克，葱段、姜片各 5 克，葱姜水 50 克，绍酒 10 克，精盐 8 克，味精 1 克，胡椒粉 1 克，鸡汤 500 克。制作方法：肉馅放入小盆中，用蛋清、葱姜水、精盐、胡椒粉顺着一个方向搅拌上劲；茼蒿洗干净，切成 2 寸长段。水锅上火，挤丸子下锅，待丸子变白，浮于水面时捞出；倒去煮丸子的汤，锅中倒入鸡汤，下入葱段、姜片、海米、丸子和茼蒿段，用绍酒、精盐、味精、胡椒粉调味，烧沸即可。

【注意事项】食用茼蒿以每餐 50 ～ 100 克为宜。茼蒿辛香滑利，腹泻者不宜多食。

13. 荠菜（地菜、野菜）

【性味】味甘，性凉。

【归经】归肝、脾、膀胱经。

【功效】凉血止血，利尿除湿，清肝明目。

【营养】蛋白质含量较高，高纤维，并含有较多维生素A、胡萝卜素、维生素C。

【荠菜的选择】深绿，单颗生长。

【食用方法】炒、煮、拌。

【食谱】①荠菜豆腐汤　原料：荠菜、豆腐、干香菇、盐、香油、水 、淀粉、白胡椒各适量。制作方法：荠菜洗净切段，香菇泡发去根蒂切丁，豆腐切块并放入盐水中浸泡30分钟。锅中加水，倒入豆腐、香菇、少许盐，煮沸后加入荠菜，待再次煮沸后撒入白胡椒和香油，并调入淀粉即可。②荠菜羹　原料：荠菜、南豆腐、蟹味菇、盐、鸡粉、香油、水淀粉各适量。制作方法：荠菜洗净，焯水（焯水时加入一点植物油），控干水分，切细末备用；豆腐切成小粒，浸入水中，备用；蟹味菇去掉根部，洗净备用。炒锅烧热放入植物油，油六成热时放入蟹味菇，煸炒两三分钟，放入荠菜继续煸炒几下；倒入适量鸡汤或水，水开后，放入豆腐粒；水再次烧开后，放入盐和鸡粉调味，改小火；勾芡，出锅，淋上少许香油即可。

【验方】荠菜茶饮：取荠菜花30克，槐花10克，野菊花20克，加水适量浸泡，煎煮三五沸，候凉，代茶频饮。亦可用荠菜花15克，墨旱莲12克，加水煎煮20分钟，滤取煎液，当茶饮用。此茶饮适用于轻度高血压患者，或可作为中重度高血压患者的辅助治疗。

【注意事项】荠菜宜新鲜食用，不主张在冰箱冷冻保存。

14. 马齿苋

【性味】味酸，性寒。

【归经】归肝、大肠经。

【功效】清热解毒，利水祛湿，止渴，散瘀消肿，凉血止血。

【营养】含有丰富的 ω–3 脂肪酸。

【马齿苋的选择】株小、质嫩，叶多，青绿色者为佳。

【食用方法】炒、煮、拌。

【食谱】凉拌马齿苋　原料：马齿苋、盐、醋、蒜、生抽、香油、橄榄油各适量。制作方法：马齿苋洗净切段，用开水焯过，色成碧绿即可捞出；用清水多次冲洗黏液，晾干后放入碗中。将蒜、生抽、盐、醋、橄榄油浇到马齿苋上，拌匀即可。

【注意】妊妇食之，令堕胎，故孕妇忌食。不宜与甲鱼同食。马齿苋中草酸含量较高，小儿、过敏体质者慎用，有临床报道小儿饮用马齿苋煎汁导致血尿的病例。

15. 蒲公英（黄花地丁）

【性味】味甘，微苦，性寒。

【归经】归肝、胃经。

【功效】清热解毒，消肿散结，利尿，止泻，退黄利胆。

【营养】富含多种维生素及钙、磷等微量元素。

【蒲公英的选择】新鲜蒲公英，取叶片干净、略带香气者；干燥蒲公英，则选颜色灰绿、无杂质、干燥者。

【食用方法】煮、拌。

【食谱】凉拌蒲公英　原料：蒲公英、蒜蓉、盐、酱油、醋、香油各适量。制作方法：蒲公英择洗干净，先放入盐水中浸泡10分钟，再于开水中煮沸2分钟；捞出后入冷水中浸泡一下，再将其从冷水中捞出，放入蒜蓉、盐、酱油、醋、香油拌匀即可。

【验方】①胆囊炎、胆石症：取蒲公英、金钱草各30克，水煎服，每天1剂。②急、慢性胃炎：取蒲公英30克，延胡索20克，干姜6克，水煎汁，分2次温服，每天1剂。如伴有幽门螺旋杆菌阳性者，用蒲公英效果更佳。

【注意事项】蒲公英不可久服。

16. 香椿芽

【性味】味苦，性凉。

【归经】归肺、胃、大肠经。

【功效】清热解毒，健脾理气，润肤明目，止血，止带固精，杀虫。

【营养】含丰富的优质蛋白质，尤其是谷氨酸、天冬氨酸等成分含量较高，维生素C、维生素E和性激素物质含量较高。

【香椿的选择】四月初或中旬，谷雨前佳。短而梗粗，不掉叶，红色多，有清香味者为佳。

【食用方法】炒、煮、拌。

【食谱】香椿炒鸡蛋　原料：香椿、鸡蛋、盐、油各适量。制作方法：香椿芽择洗干净，切成碎末放入碗中；再将鸡蛋打碎入碗，放少许盐搅拌均匀。待油热后将其倒入锅中，鸡蛋成形即可。

【注意事项】《食疗本草》云："椿芽多食动风，熏十一经脉、五脏六腑，令人神昏血气微。若和猪肉、热面频食则中满，盖壅经络也。”香椿芽中的鞣酸、草酸及亚硝酸盐含量较高，鞣酸进入人体后形成的蛋白质鞣酸络合物，不易消化吸收，容易增加胃肠负担；草酸进入人体后形成的草酸钙和草酸镁，可形成肾结石。烹饪前将香椿芽在沸水中焯烫 1 分钟，可以去除亚硝酸盐。越鲜嫩的香椿芽，硝酸盐含量越低。注意腐烂变质的香椿芽千万不要食用，因为细菌会将其中的硝酸盐转化成亚硝酸盐，从而引起中毒。食用不可过量，一般每人每天的食用量最好不要超过 50 克。阴虚燥热的患者不建议食用香椿芽。

17. 芹菜（药芹、旱菜、香芹）

【性味】味甘、辛，性凉。

【归经】归肺、胃、肝经。

【功效】清热除烦，平肝，利水消肿，凉血止血。

【营养】维生素 B、钙、磷、铁等含量较高，含丰富的纤维素。芹菜提取物有明显的降血压和降低体内胆固醇的作用，适合高血压和高脂血症患者食用。

【芹菜的选择】根部及叶子均呈翠绿色，茎比较均匀、肉质较厚、易折断；叶柄肥厚、清脆，闻起来有清香味者为佳。

【食用方法】炒、煮、拌。

【食谱】虾仁烧芹菜　原料：嫩芹菜 200 克，虾仁 40 克，油、料酒、盐、味精各适量，汤少许。制法方法：将芹菜洗净，去掉菜叶，切成 2 厘米长的段，放入开水锅内焯一下，捞出沥去水分。坐锅入油，用热油炸一下虾仁，炸至变色即可；入芹菜煸炒，放入适量料酒、味精、盐，炒匀，出锅盛盘即可。本品具有清热益肺的功效。

【验方】芹菜200克洗净、切段，与大蓟、小蓟各15克一起，压榨取汁。每日3次，每次10毫升，可用于降血压。

【注意事项】不宜与醋同食，同醋食损齿。芹菜不宜与蚬、蛤同食，因为会将维生素B_1全部破坏。芹菜和黄瓜同食会破坏维生素C。芹菜不能与兔肉同食，易导致脱发。男子常吃芹菜会减少精子数量，生育期男性不宜多食。《本草汇言》云:“脾胃虚弱，中气寒乏者禁食之。”由于芹菜性凉质滑，故脾胃虚寒的腹痛、腹泻患者不宜多食。芹菜属光敏性强的蔬菜，食之过多，容易导致光敏性物质在体内增加，如果照射强光就会和日光发生反应，引起日光性皮炎等皮肤炎症。芹菜应茎叶同食，芹菜叶的营养是芹菜全株含量最高的部分，吃芹菜时不要丢弃。不要误食野芹菜（色泽带灰，一般不纵裂，多独茎，无药香味），以免中毒。

18. 黄花菜（金针菜、萱草、岐女、忘忧、宜男、疗愁花、真筋菜、金菜）

【性味】味苦，性温。

【归经】归肝、脾、肾经。

【功效】补虚下乳，清热利湿，消肿止血，平肝明目，安神。

【营养】优质蛋白质含量丰富，含有8种人体必需的氨基酸，其中以精氨酸、赖氨酸含量最高。

【干黄花菜的选择】颜色均匀，带有自身的香味。干黄花菜捏紧，如果松手后能自动散开并恢复原形，说明菜干、质量好。

【食用方法】炒、煮、拌。

【食谱】①黄花菜炒鸡蛋　原料：黄花菜、鸡蛋、盐、油各适量。制作方法：黄花菜洗净，用开水焯过，再放入冷水中浸泡；鸡蛋打散放入油锅中炒熟盛出。油热后放入葱花爆香，再将控干水的黄花菜放入锅中翻炒一会儿，将鸡蛋倒入，再放少许盐翻炒数下即可。②黄花豆腐汤　原料：黄花菜干品 50 克，豆腐 250 克，瘦猪肉片 50 克，调味品适量。制作方法：先将黄花菜与豆腐放入锅内，加水适量煮 20 分钟，再放入瘦猪肉片稍煮片刻，用生姜、盐、味精、葱花调味即可。本品具有补肾、养血、通乳的功效，可用于治疗肾虚腰痛、耳鸣耳聋、记忆力低下、少气倦怠和产妇乳汁缺少等病症。③黄花菜炒香菇　原料：水发黄花菜 150 克，香菇 2 朵，胡萝卜 1 小段，姜丝、盐各适量，香油数滴。制作方法：黄花菜洗净，入开水锅中烫一下，捞出放入清水中浸泡；香菇泡软，洗净切丝；胡萝卜洗净切丝。锅中放油烧热，爆香姜丝，加入香菇丝炒香，放入胡萝卜丝和黄花菜，大火快速翻炒，黄花菜熟软，加盐调味，出锅前滴几滴香油。

【验方】治疗失眠：干黄花菜 30 克，水煮 30 分钟，去渣加冰糖再煮 2 分钟。睡前 1 小时温服，连服 10 日。

【注意事项】黄花菜中秋水仙碱含量较多，食用 100 克以上的鲜黄花菜（含有 0.1 ～ 0.2 毫克的秋水仙碱）就会导致中毒，出现上腹部疼痛、呕吐、腹泻、四肢无力、头等症状，严重者可见血尿、便血等。鲜黄花菜有毒，食用前需先用开水焯一下，再用清水浸泡两小时。

19. 苜蓿

【性味】味苦、涩，性凉。

【归经】归脾、肾、胃经。

【功效】清脾胃，清湿热，利尿消肿。

【营养】富含叶蛋白及果蔬类膳食纤维，含钙量高，含胡萝卜素、维生素A、维生素C、维生素E、维生素B、黄酮、异黄酮物质、苜蓿皂苷、铁及有止血作用的维生素K。

【食用方法】蒸、煮、熬粥、凉拌。

【食谱】①苜蓿粥　原料：苜蓿、粳米、油、盐各适量。制作方法：粳米加水用大火烧开，转小火熬煮成稀粥。苜蓿洗净切碎，油热后放苜蓿翻炒，加入盐调味，翻炒均匀，盛出调入粥内即可。②凉拌苜蓿　原料：苜蓿适量。制作方法：苜蓿洗净后以开水焯熟，再放入凉水中浸泡10余分钟，以增加鲜味，然后用双手轻搓，去除部分汁液。准备小葱花、姜丝，热油浇过后加食盐，凉拌醋及蒜泥等调味品，与苜蓿调匀入味后即可食用。

【验方】苜蓿治疗膀胱结石：取鲜苜蓿适量，捣汁约半杯，温服，每日3次；或取苜蓿花90克，水煎服，可用于治疗尿道炎和膀胱结石。

【注意事项】因苜蓿属于渗利之品，所以脾胃虚弱者不宜久食、多食。

根茎果类

1. 西兰花（绿花菜、青花菜、花菜薹、绿菜花、美国花菜、意大利芥蓝）

【性味】味甘，性凉。

【归经】归胃、肝、肺经。

【功效】健脾养胃，生津止渴，强肾壮骨，补脑益髓，防癌抗癌。

【营养】含有丰富的抗坏血酸、叶酸、葡萄糖异硫氰酸盐、纤维素。

【西兰花的选择】花蕾青绿、柔软饱满，中央呈隆起状，花球表面无凹凸；叶片嫩绿且湿润，花梗切口较湿润者为佳。

【食用方法】炒、凉拌。

【食谱】清炒西蓝花　原料：西蓝花、胡萝卜、调味品各适量。制作方法：西兰花掰成小朵，胡萝卜切片；锅中烧水，水开加盐，先焯西兰花，再焯胡萝卜。油热倒入西兰花和胡萝卜，大火翻炒 2 分钟，然后加少许盐、鸡精，翻炒均匀即可。

【注意事项】甲状腺肿大患者慎食。西兰花在烹饪过程中可多加大蒜和香料，大蒜中富含有益心脏的活性成分，香料中则含有大量抗氧化剂，同时香料还能减少西兰花中抗氧化剂的流失。西兰花不能过度烹饪，以免营养流失。烹调西兰花最好的方法是隔水蒸 5 分钟。当西兰花变成亮绿色时，其抗癌作用最强。西兰花常有残留的农药，还容易生菜虫，所以在吃之前应将西兰花放在盐水中浸泡几分钟，菜虫就会被泡出来，还有助于去除农药残留。

2. 茭白（菰、菰首、茭笋、菰手、菰笋、茭瓜）

【性味】味甘，性寒。

【归经】归肝、脾、肺经。

【功效】清热除烦止渴，通乳，解酒毒，利二便。

【营养】低热量、低脂肪，高钾、低钠。

【茭白的选择】饱满身直、形态均匀，笋皮光滑、色泽洁白，质地脆嫩者为佳。

【食用方法】凉拌、炒。

【食谱】①茭白炒虾仁　原料：茭白、虾仁、红萝卜、蒜、盐、米酒各适量。制作方法：红萝卜与茭白切斜刀成圆片状，蒜头切片。油热放蒜片与虾仁，翻炒至虾仁变色，可先将虾仁起锅；再炒红萝卜，放入茭白，加入约2大匙热水（冷水亦可）继续焖炒，至茭白熟透，放入虾仁与调味料，拌匀即可关火。②茭白鲫鱼汤　原料：茭白500克，鲫鱼500克，调味品适量。制作方法：茭白洗净，切片；鲫鱼刮除鳞片，剖开腹部去内脏，洗净备用。放入锅内将鲫鱼油煎，然后加水，放入茭白片，加食盐少许烧煮成汤。喝汤、吃鲫鱼肉和茭白片。本品可用于治疗饮酒过量、心烦发热、食欲不振等。③凉拌茭白丝　原料：茭白300克，调味品适量。制作方法：茭白洗净切丝，锅内加水烧开，放入茭白丝煮5分钟后捞起，将水挤干加入精盐、味精、麻油即可。本品可用于治疗湿热黄疸等。

【验方】①催乳：取茭白50克，通草10克，加猪前蹄1只，共煮食。②目赤肿痛：取茭白数只，蒸熟，拌酱麻食用。

【注意事项】茭白性寒，食用时宜加辛温佐料，如姜末等。脾胃虚冷、下焦寒、精滑便溏者勿食。茭白中含有难溶性草酸，小儿不宜多食，以免影响钙的吸收。肾脏病、尿路结石者或尿中草酸盐结晶较多者不宜多食。茭白不可与蜂蜜同食，否则会加重腹泻。

3. 莴苣（莴笋、青笋、苣笋、莴菜、千金菜）

【性味】味苦，性凉，微毒。

【归经】归小肠、胃经。

【功效】清热利水，通乳，消食，通血脉。

【营养】含钾较多，含氟元素。

【莴苣的选择】初夏时节最优。叶子青绿鲜嫩，杆有一定硬度，皮薄的者为佳。

【食用方法】炒、凉拌。

【食谱】清炒莴苣　原料：莴苣1根，红辣椒1个，蒜茸少许，盐、鸡精适量。制作方法：将莴苣、红辣椒切成丝。油烧热后，爆香蒜茸和辣椒，然后把莴苣丝倒入锅里，翻炒2～3分钟，起锅前放盐、鸡精，拌匀即可。

【注意事项】痛风、泌尿道结石、眼疾患者忌食。不宜与胡萝卜、奶酪、蜂蜜同食。经常大量食用莴苣可能会导致视物模糊、眼睛疼痛，适当配合姜汁食用，可避免此副作用。

4. 白萝卜

【性味】味辛、甘，性平。

【归经】归脾、胃经。

【功效】消积化滞，化痰止咳，宽中下气，解毒。

【营养】富含维生素C、叶酸、B族维生素、钾、镁。含有较多的膳食纤维，热量低。

【白萝卜的选择】大小均匀，根形圆整，质沉；表皮光滑，皮色正常；带缨新鲜，无黄烂叶，无抽薹者为佳。

【食用方法】煮、炒。

【食谱】白萝卜炖排骨　原料：白萝卜500克，猪排骨 250 克，盐 3 克，大葱 10 克。制作方法：排骨剁成 3 厘米大小的块，白萝卜切片。将排骨炖至脱骨，再加入白萝卜、葱炖熟，撇去汤面浮油，加入精盐调味即可。

【验方】①痉挛性干咳无痰：生白萝卜汁加少许食醋，饮服。②小儿食滞、消化不良：葱白、白萝卜共打汁，少量多次饮服。③腮腺炎：取白萝卜 1 个，切成小块放入锅中，加水至浸没萝卜，熬成膏药，贴患处。

【注意事项】不宜与胡萝卜、人参、西洋参、橘子、苹果、梨、葡萄同食。胡萝卜中含有一种叫解酵素的物质，会破坏白萝卜里含量极高的维生素 C。白萝卜与橘子同食可能会诱发甲状腺肿。

5. 胡萝卜

【性味】味甘，性平，生者性凉。

【归经】归肺、脾、肝经。

【功效】健脾和胃，补肝明目，清热解毒透疹，改善听力，降气止咳。

【营养】含丰富的胡萝卜素、维生素 A、维生素 B_1、维生素 B_2、维生素 C、维生素 D、维生素 E、维生素 K、叶酸、钙及磷。

【胡萝卜的选择】橘黄色外皮，表面光滑，无伤痕；中等偏小，呈圆柱形，质沉，有叶者为佳。

【食用方法】凉拌、炒。

【食谱】①胡萝卜炒鸡蛋　原料：胡萝卜、葱、盐各适量。制作方法：胡萝卜刨丝，葱切葱花，鸡蛋加少许盐拌匀。锅中放油，稍多一些，放入胡萝卜丝拌炒，这时候锅里的油会变成胡萝卜色；将胡萝卜盛出，并盛出一半油；

将另一半留在锅中，放入鸡蛋液；鸡蛋开始成形时，立即放入胡萝卜丝拌炒，并撒入葱花，再将剩余的一半胡萝卜油倒入即可。②胡萝卜炖羊肉　原料：胡萝卜300克，羊肉180克，料酒3小匙，葱、姜、蒜末各1小匙，糖与盐各适量，香油半小匙。制作方法：胡萝卜与羊肉洗净沥干，切块备用；将羊肉放入开水中焯一下，捞起沥干。起油锅，放入5大匙色拉油，放入羊肉大火快炒至颜色转白；将胡萝卜、水及其他调味料（除香油外）一起放入锅内，大火煮开后改小火煮约1小时，淋入香油即可起锅。本品具有补虚弱、益气血、助消化、止咳的作用，长期食用可补中益气，能预防手脚冰冷。

【注意事项】不宜与酒、白萝卜、西红柿、辣椒、石榴、莴苣、木瓜同食。胡萝卜与辣椒同食会破坏营养成分。胡萝卜与醋同食会破坏胡萝卜素。胡萝卜不宜多食、生食。烹调时加些油脂或油类，可使胡萝卜素溶解在油脂中，能更好地被人体吸收。成人每日仅需6毫克胡萝卜素，如摄入过多则有可能引起皮肤发黄，导致胡萝卜素血症，但只要停食就会很快消退。过量的胡萝卜素会影响卵巢黄体素的合成，导致分泌量减少，有的甚至会造成无月经、不排卵等经期紊乱现象。胡萝卜不宜与橘子、苹果、葡萄等水果同食，因为胡萝卜可以产生一种抗甲状腺的物质——硫氰酸，而上述水果中所含类黄酮物质，在肠道经细菌分解后，也会转化为硫氰酸，同时食用则会进一步诱发甲状腺肿大。因胡萝卜中的胡萝卜素与酒一同进入人体会在肝脏中产生毒素而引起肝病，故胡萝卜不宜下酒。

6. 芦笋

【性味】味甘，性寒。

【归经】归肺、胃经。

【功效】开胃，清热解毒，生津利水，解酒护肝。

【营养】低热量、高营养，富含叶酸。

【芦笋的选择】外形正直，易折断；茎嫩，新鲜，质地细密；不开芒，未长腋芽，没有腐臭味；表皮鲜亮不萎缩，笋尖鳞片抱合紧凑；笋茎少，基部带白色茎者为佳。

【食用方法】凉拌、炒。

【食谱】①凉拌芦笋　原料：芦笋10根，花生油1大匙，芝麻油1小匙，生抽1大匙，白糖1小匙，盐1小匙，蒜2瓣。制作方法：芦笋洗净，去掉根部，放入沸水中，加1小匙盐，焯烫1分钟后捞出，及时放入冷水中浸1分钟，捞出放凉的芦笋，切成两段，放入盘中。取1小碗，将生抽、白糖、芝麻油混合均匀；锅里放花生油加热（油温不要太高），放入蒜碎炸1秒钟（不要炸糊），立刻将油倒入小碗，与料汁搅拌均匀，浇到芦笋上即可。②芦笋炒瘦肉　原料：芦笋、猪瘦肉、调味品各适量。制作方法：芦笋、瘦肉洗净，切丝。锅中放植物油烧热，下葱、姜炒香，下肉丝翻炒片刻，再下芦笋及调味品，炒至熟后即可食用。每日1次，可和胃行气，适用于脾胃气滞之食欲不振、大便秘结者。③芦笋虾仁炒蛋　原料：芦笋、虾仁、鸡蛋、盐、橄榄油各适量。制作方法：芦笋去根，斜刀切成片。虾仁洗净，鸡蛋打散备用。锅里放入橄榄油，烧至六成热时放芦笋翻炒，再加入虾仁翻炒片刻，倒入鸡蛋，尽量使所有食材都粘上蛋液，最后加盐调味即可。

【验方】芦笋百合汤：芦笋250克，百合10克，高汤适量。芦笋去皮，与泡发好的百合放入锅内，加高汤煮沸2分钟，捞出后吃竹笋喝汤。此汤具有清心安神、润肺止咳、益气健脾的功效，治疗失眠效果尤为显著。

【注意事项】吃完芦笋后，尿液可能会有一点难闻的味道，这是由于芦笋含有化学物质甲硫醇，经过身体正常代谢后，就会出现异常气味。

7. 竹笋

【性味】味甘，性微寒。

【归经】归胃、肺经。

【功效】滋阴凉血，和中润肠，清热化痰，解渴除烦，利尿通便，解毒透疹，消食化油腻，解酒毒。

【营养】富含优质蛋白、粗纤维以及抗癌的多糖类物质。

【竹笋的选择】春笋以质地鲜嫩、黄色或白色为佳；毛笋以整齐、色白、细嫩为佳；行边笋以质嫩、色嫩为佳；冬笋以黄中略白为好，肉厚、色白、味纯甘者良。

【食用方法】煲汤、炒。

【食谱】竹笋三丝　原料：黑木耳、竹笋、红萝卜、西芹各适量，盐1/4小匙，鸡粉1/4小匙，米酒少许，香油1/2小匙。制作方法：竹笋修掉边缘粗纤维部分后切丝，放入滚沸的水中煮熟，捞起沥干水分备用；红萝卜洗净去皮切丝，黑木耳洗净切丝备用；西芹洗净去根部和叶片后切丝，放入滚沸的水中氽烫后捞起，泡入冷水中备用。热锅，倒入2大匙色拉油烧热，以中火爆香蒜片，加入红萝卜丝拌炒约1分钟，再加入竹笋丝、黑木耳丝以及所有调味料拌炒均匀，最后加入西芹丝拌炒均匀即可。

【注意事项】竹笋不可同羊肝食，古书记载同羊肝食令人目盲。儿童不宜多食竹笋，竹笋中含有大量难溶性草酸，这些草酸很容易和钙结合，形成草酸钙，而草酸钙会对儿童泌尿系统产生危害。特别是处于发育期的儿童，骨骼发育尚未成熟，如食用竹笋过多会影响对钙、锌的吸收，易导致缺钙、缺锌，造成生长发育缓慢。竹笋性寒味甘，又含有较多的粗纤维，儿童大量进食后，难以消化，易引发胃肠疾病。儿童极易出现食物性过敏，食用竹笋易导致荨麻疹，特别是在春天，儿童食用竹笋后，更易出现过敏症状，因此不要在春季食用。儿童属“纯阳之体”，多食易损伤阳气，因此儿童每月可吃 1 ～ 2 次竹笋，每次不超过半根。

因竹笋含有较多粗纤维，消化性溃疡、胃出血、肝硬化、食道静脉曲张以及慢性腹泻患者均不宜食用。皮肤瘙痒及对本品过敏者忌食。若用笋片、笋丁炒菜，要先用开水把笋烫 5 ～ 10 分钟，然后再配其他食物炒食。这样既可在高温下分解掉大部分草酸，减少弊端，又能使菜肴无涩感，味道更鲜美。同时，笋尽量不要和海鱼同食，以避免引发皮肤病。竹笋本身有解毒透疹的功效，只是它的解毒方式是将体内的毒素逼出皮肤，故荨麻疹患者应少食。另外值得注意的是，竹笋有通便利尿的作用，如单独食用或过度食用，易损伤脾阳。因此，建议吃竹笋要适量，最好与各种肉类共同烹饪。

8. 秋葵

【性味】味甘、辛，性寒。

【归经】归心、肺、肾、胃、肝、膀胱经。

【功效】滋阴，抗疲劳，抗衰老。

【营养】含铁、钙、锌、硒、维生素A、维生素C和胡萝卜素。

【秋葵的选择】成熟于秋季，7—10月份。长5～10厘米，不发硬、有韧度，饱满鲜艳，脊上有毛，有自然的清香味。

【食用方法】凉拌。

【食谱】①葱香秋葵　原料：秋葵300克，葱油、大蒜、酱油、白糖、盐各适量。制作方法：秋葵去蒂，放入沸水锅中焯熟（3分钟即可，不要太长时间），捞出放入冷水中，冷却后捞出沥干水分，装入盘中待用。大蒜切碎放入碗中，倒入提前准备好的葱油，再倒入酱油、盐、白糖等调味品，将调好的料汁淋在秋葵上即可。②秋葵炒鸡肉　原料：秋葵、鸡胸肉、油、盐、生粉、生抽、生姜、大葱、辣椒各适量。制作方法：鸡胸肉解冻，洗净，切薄片，越薄越嫩滑，切好后放盐、油、生抽、生粉拌匀腌制。秋葵要挑选嫩的，洗净，然后去蒂，从中间切开。秋葵有很多黏液，这是秋葵最营养的部分，所以别切太细，中间对半切开即可。烧热锅，锅里放少量油即可，秋葵不吸油。中火把秋葵煸炒香，待软后出锅；热锅放油，倒入拌好的鸡胸肉，大火爆炒至六成熟，加入切好的大葱、辣椒，翻炒均匀；再把炒好的秋葵倒入锅里，炒熟即可出锅。

【注意事项】孕妇禁食。秋葵性寒，脾虚胃寒和消化不良的人群不宜多食。过敏体质者不宜食用，因秋葵的黏液物质和表面的细小柔毛会引起过敏反应。

9. 洋葱（球葱、玉葱）

【性味】味甘、微辛，性温。

【归经】归肝、脾、胃、肺经。

【功效】健脾和胃，温中散寒，润肠理气，化湿祛痰。

【营养】含前列腺素 A、硒等。

【洋葱的选择】表皮越干越好，包卷度愈紧密愈好，透明表皮中带有茶色纹理。黄皮洋葱较甜，紫皮洋葱较辣。

【食用方法】炒、凉拌。

【食谱】洋葱炒木耳　原料：泡发木耳 1 碗，洋葱 1 个，豆油 1 勺，精盐 1 勺，花椒粉少许。制作方法：木耳洗干净控水，洋葱去皮切丝。炒锅上火，放豆油 1 勺，炒洋葱丝，再撒点花椒粉；把黑木耳放锅里，和洋葱一起炒 1 分钟；加入半勺精盐，翻炒均匀即可。

【验方】①高血压：洋葱 500 克，洗净剖成 2 ～ 6 瓣，放在泡菜坛中淹浸 2 ～ 4 日（天热 1 ～ 2 日），待其味甜而略辛辣时，佐餐食用。②高血脂：葱头 30 克，菠菜 50 克，油、盐等调味品各适量。上述食材炒菜，佐餐食用，每日 1 ～ 2 次。

【注意事项】食用洋葱时，以有一定辛辣味为宜，不应加热过久。肺胃有热及体虚目昏者慎食。洋葱刺激性强，不可过量食用。洋葱挥发性较强，食用后易产生气体，过量食用会导致胀气和排气。

10. 山药（薯蓣、薯药、长薯、大薯、佛掌薯）

【性味】味甘，性平。

【归经】归肺、脾、肾经。

【功效】健脾益胃，补肺固肾益精，聪耳明目，助五脏，强筋骨，丰肌体，长志安神，延年益寿。

【营养】含黏蛋白、淀粉酶、皂苷、游离氨基酸、多酚氧化酶等。

【山药的选择】表皮光洁，无异常斑点；质重，须毛多；横切面肉质呈雪白色，有黏液，为佳。

【食用方法】炒、炖。

【食谱】山药排骨汤　原料：排骨500克，山药半根，枸杞子适量，胡萝卜1根，生姜适量，料酒1茶匙，白醋几滴，八角1个，盐适量。制作方法：山药、胡萝卜切成滚刀块备用。锅内加入半锅清水，放入洗净的排骨，用大火烧开，此时汤面会出现一层泡沫（这就是被煮出来的血水），关火，把排骨捞出洗净。砂锅放适量水烧开（一次放够，中途不再加水），把排骨和姜、料酒、八角一起放入，用大火烧开转小火，加入几滴白醋煮1小时后，再放入山药、胡萝卜，小火再煮1小时，放枸杞子和盐调味即可。

【注意事项】不宜与鲫鱼、碱性药物同用。入药忌铁器。痛风者忌食。不宜生食。山药对糖尿病患者有较好疗效，常吃可稳定血糖。一般来说，山药无明确的禁忌证，但因其有收敛作用，所以患感冒、实邪大便燥结者及肠胃积滞者忌用。

11. 百合

【性味】味甘，性微寒。

【归经】归心、肺经。

【功效】养阴清热，滋补精血，清心安神。

【营养】高钾低钠，含丰富的果胶，含秋水碱等多种生物碱。

【百合的选择】新鲜百合：个大、色白、瓣均、肉质厚、底部凹处泥土少。干百合：干燥、无杂质、肉厚、晶莹剔透。

【食谱】腰果百合西芹　原料：西芹300克，腰果数粒，百合少许，盐、葱、水淀粉各适量。制作方法：百合提前浸泡好，西芹切段，开水焯1分钟，捞出置凉水中。油热爆香葱，放入西芹、百合、腰果、适量盐，煸炒后放入水淀粉，煸炒至芹菜表面挂上均匀晶莹的汁，加入适量鸡粉即可出锅。

【注意事项】百合微寒而质润，故风寒咳嗽及中寒便溏者忌服。另有食用百合引起过敏反应的报道，症见心烦心悸、面色潮红、坐卧不安、全身有蚁行感（以头部为甚的），不可一次摄入过多。

12. 茄子（吊菜子、矮瓜）

【性味】味甘，性凉。

【归经】归脾、胃、大肠经。

【功效】清热止血，活血消肿止痛。

【营养】富含维生素P、龙葵素。

【茄子的选择】在茄子萼片与果实连接的地方，有一色白略带淡绿的带状环，俗称茄子的“眼睛”。“眼睛”越大，表示茄子越嫩。手握有黏滞感，外观亮泽，为佳。

【食用方法】炒、蒸。

【食谱】红烧茄子　原料：茄子、香菜、盐、白糖、生抽、蒜各适量。制作方法：大蒜剁成蓉，加白糖、生抽、水调汁，加入少量淀粉，拌匀；茄子切滚刀块，香菜切段备用。茄子用油煎至两面金黄，加入备好的料汁，出锅前撒入香菜即可。

【注意事项】不宜与蟹同食。虚寒脾弱者勿食。秋后食茄损目。茄子性寒，慢性腹泻、消化不良者不宜多食，否则易致腹痛下利。过老的茄子不宜多食，因为此时茄碱含量增多，易导致人体中毒。做茄子时先将切好的茄子用盐拌匀，腌制15分钟，挤出渗出的黑水，炒时不加汤，反复煸炒至熟透为止，然后再根据自己的口味放入各种调料，这样炒出来的茄子既省油又好吃。

13. 番茄（狼桃、西红柿、西番柿、小金瓜、洋柿）

【性味】味酸、甘，性平。

【归经】归肝、胃、肺经。

【功效】生津止渴，健胃消食，清热解毒，平肝凉血，补血养血。

【营养】含谷胱甘肽，番茄红素及维生素A、维生素C、维生素P。

【番茄的选择】红色浓重的西红柿，富含番茄红素；橙色的西红柿，胡萝卜素含量高一些；粉红色的西红柿，含有少量番茄红素，胡萝卜素也较少；浅黄色的西红柿，含少量胡萝卜素，不含番茄红素。以圆、大、有蒂，硬度适宜，富有弹性为宜。

【食用方法】凉拌、炒。

【食谱】番茄炒鸡蛋　原料：番茄2个，鸡蛋3枚，食盐、葱、水淀粉、油、白糖、水各适量。制作方法：西红柿切块，葱花切段，鸡蛋打好备用。油热煎蛋，炒散后盛出；再用油煸炒葱花，放西红柿炒软，加盐、白糖，放入鸡蛋一同翻炒，倒入水，淋入一点水淀粉，将汤汁收浓即可。

【注意事项】月经期间不宜生食。未成熟发青的西红柿尽量不要生食，以避免番茄碱中毒。

豆角类

1. 四季豆

【性味】性甘、淡，微温。

【归经】归脾、胃经。

【功效】益气健脾，消暑化湿，利水消肿。

【营养】富含蛋白质、膳食纤维、维生素 A、维生素 C、维生素 K。

【四季豆的选择】豆荚饱满，色泽嫩绿，表皮光洁无虫痕，折断无老筋，肥硕多汁者为宜。

【食用方法】炒。

【食谱】干煸四季豆　原料：四季豆、里脊、油、蒜、料酒、花椒粉、盐、干红辣椒、生抽、白糖各适量。制作方法：肉剁成末，干红辣椒剪成小段，蒜剁成茸，四季豆掰成 5 ～ 6 厘米的长段。将油烧至五成热，放入四季豆，改中火慢慢煸至表面变白，当外皮开始出现皱褶时，捞出沥干油备用；油爆香蒜和干红辣椒，放入肉末，淋入料酒，把水分翻炒煸干；倒入炸过的四季豆，调入生抽、鸡精、盐、糖、花椒粉翻炒，炒匀入味后煸干水分即可。

【注意事项】四季豆含有毒素，但只要加热至 100℃，使四季豆彻底煮熟，其毒素就会被破坏，所以烹制时一定要加工熟透才能食用，否则容易引起中毒。炒四季豆时，多翻动，使其受热均匀，当表面失去原有的生绿色，尝起来没有豆腥味，就不会中毒。

2. 豇豆（豆角、江豆、腰豆、带豆、角豆、姜豆）

【性味】味甘、咸，性平。

【归经】归脾、胃经。

【功效】理中益气，健脾补肾，和五脏，养颜，止消渴。

【营养】富含维生素 C、B 族维生素和膳食纤维。

【豇豆的选择】呈深绿色，色泽鲜艳，有光泽；粗细匀称，籽粒饱满，有弹性，易掰断。

【食用方法】嫩的炒，老的可以蒸。

【食谱】①肉丝炒豇豆　原料：猪肉、豇豆、蒜、姜、盐、酱油、花椒粉、淀粉、料酒各适量。制作方法：猪肉切丝，加淀粉、料酒、酱油腌制；豇豆切段，大蒜拍碎，姜切丝。先用大火煎豇豆，煎好盛入盘中备用。油热放蒜、姜，炒至金黄，放入肉丝，加盐、花椒粉翻炒至肉熟，放入煎好的豇豆、酱油翻炒即可。②姜汁豇豆　原料：豇豆 400 克，香油 50 毫升，生姜（取汁）80 克，蒜泥、芥末汁各适量。制作方法：豇豆洗净，除去蒂、筋，切成 5 厘米长的段，入沸水锅中，在旺火上煮至断生，捞出后趁热撒上精盐拌匀，晾凉后控去水分，放入盘中备用；另将生姜去皮洗净，捣烂取汁，蒜捣烂成蒜泥，食时将酱油、醋、香油、姜汁、蒜泥、芥末汁、味精调匀，与焯熟的豇豆放入盘内拌匀即成。本品具有益气健脾、理中和胃的功效，适用于脾虚者，症见食欲差、脘腹胀满、便溏等。

【注意事项】干豇豆一次不要吃太多，多食则性滞，故气滞便结者不宜食之过量，以免生腹胀之疾。鲜豇豆不宜烹调时间过长，以免造成营养损失。

水产类

1. 荸荠（水芋、乌芋、乌茨、黑山棱、马蹄、地栗、马薯、红慈姑）

【性味】味甘，性寒。

【归经】归肺、胃经。

【功效】凉血解毒，利尿通便，化湿祛痰，消食除胀，清热生津，明目退翳，降血压，抗肿瘤。

【营养】在根茎类蔬菜中，磷含量最高。含粗蛋白、淀粉，可促进肠蠕动。

【荸荠的选择】以个大、皮薄、肉白、芽粗短、洁净、新鲜者为上品。其中色泽紫红、顶芽较短的“铜皮荸荠”品质较佳。色泽紫黑、顶芽较长的“铁皮荸荠”肉质爽脆，宜烹煮或切片配炒。

【食用方法】炒、煮。

【食谱】荸荠饮　原料：荸荠 120 克。制作方法：荸荠洗净去皮，绞汁服。

【验方】①湿热黄疸，小便不利：荸荠捣碎，煎汤代茶。每次 200 毫升，每日两次。②咽喉肿痛：荸荠绞汁，适量冷饮，每日 1 ～ 3 次。③小儿口疮：荸荠烧后研末，涂局部，每日数次。④酒糟鼻：新鲜荸荠洗净，从中间切开，用切面在酒糟鼻的顶端、两侧、鼻翼等处涂擦，把荸荠白粉浆涂满鼻子表面，每晚坚持擦拭、涂抹。⑤大便下血、痢疾、崩漏：取荸荠 150 克，捣烂加黄酒 1 杯，搅匀，空腹饮，每日3次。

【注意事项】凡脾胃虚寒及血虚者慎食。虚寒者食用后易致腹满胀气，应少食。秋冬季小儿不宜多食，否则易致腹痛，虚劳咳嗽者亦应少食。古书记载勿与驴肉同食，令筋急。荸荠一定要去皮吃，因为荸荠生长在水田里，皮中易聚集有害、有毒的生物排泄物、寄生虫以及化学物质，鲜食必须洗净，用沸水烫1分钟。

2. 藕

【性味】味甘，性寒。熟藕味甘，性温。

【归经】归心、肝、脾、胃经。

【功效】生藕：清热除烦止渴，凉血散瘀止血。熟藕：健脾开胃，补血养心。

【营养】含铁量高，含大量维生素C、维生素K、黏液蛋白和膳食纤维。

【藕的选择】外形饱满，带有湿泥土；外皮颜色勿过白，呈黄褐色且光滑；通气孔较大，藕节粗短且间距长者，为佳品。

【食用方法】凉拌、煮。

【食谱】糖醋莲藕　原料：嫩藕、红辣椒丝、姜丝、白糖、精盐、辣椒油、白醋、麻油各适量。制作方法：嫩藕切成片，放入沸水锅中焯一下捞出，沥尽水后加入白糖、精盐、辣椒油拌匀，撒上红辣椒丝和姜丝，浇上白醋、麻油即可。

【注意事项】孕妇少食。不要用铁锅煮，以免使藕发黑，影响色泽。

3. 菱角

【性味】味甘。生者性凉，熟者性平。

【归经】归胃、脾经。

【功效】生者：清暑解热，除烦止渴，解酒毒。熟者：益气健胃。

【营养】含蛋白质、脂肪、糖、核黄素、胡萝卜素、维生素 B_1、维生素 B_2、维生素 C 等。

【菱角的选择】生食选鲜菱，熟食选老菱。鲜菱外皮为绿色或褐色，果壳易剥，肉脆嫩，白净，味甜，清香多汁；老菱果实肥大，果壳坚硬，击之有声，肉质饱满，熟食肉质呈粉状。

【食用方法】蒸、煮。

【食谱】菱角蜜枣粉　原料：菱角 70 克，蜜枣 2 枚。制作方法：二者碾碎成粉，调成糊状，蒸熟当饭吃。

【注意事项】不宜与猪肉同食。菱角性凉，多食易腹胀，脾胃虚弱者不宜多食。

4. 海带

【性味】味咸，性寒。

【归经】归胃、肝、肾经。

【功效】化瘀散结，清热利水，止咳化痰，祛脂降压，抗癌。

【营养】含碘量较高，低热量，含膳食纤维，钙、铁含量比绿叶菜高。

【海带的选择】干海带颜色较深，呈灰绿色，叶宽厚、无枯黄叶，干净整洁无霉变，手感不黏者为佳。新鲜海带呈褐绿色，黏性较大，海鲜味道深厚者为佳。

【食用方法】凉拌、炖。

【食谱】海带豆腐汤　原料：海带、豆腐、调味品各适量。制作方法：葱、姜、蒜爆香后放入海带，加适量清水煮开；然后把切好的豆腐放入汤中，继续煮5分钟，再加盐和少许香油即可出锅。

【注意事项】孕妇与乳母少食。

5. 紫菜（紫英、子菜、索菜）

【性味】味甘、咸，性寒。

【归经】归肺、脾、膀胱经。

【功效】化痰软坚，清热利水，补肾养心。

【营养】含碘量高，富含胆碱、钙、铁、多糖。

【紫菜的选择】表面光滑、有光泽，呈紫褐色或紫红色，片薄、质嫩、体轻，身干、无杂质，有清香味者为上品。

【食用方法】煲汤。

【食谱】紫菜番茄鸡蛋汤　原料：西红柿、紫菜、鸡蛋、葱花、生抽、盐、味精、香油、香菜各适量。制作方法：西红柿去皮切块，紫菜撕成小片，鸡蛋打散。油热将葱花炒香，放入西红柿块翻炒，加生抽炒匀，倒入3碗水；大火烧开，加入紫菜，淋入蛋液，煮沸关火，加味精、香油、香菜，搅匀即可。

【注意事项】为清除污染物和毒素，食用前应用清水泡发，并换一两次水。胃肠消化功能不佳者应少食，腹痛便溏者不宜食用。

瓜类

1. 黄瓜

【性味】味苦、甘，性凉。

【归经】归脾、胃、肺经。

【功效】清热止渴，利水消肿。

【营养】含有丙醇二酸，可抑制碳水化合物转化为脂肪，有减肥的功效。

【黄瓜的选择】质嫩，稍硬，带花（花冠残存于脐部）为佳。

【食用方法】凉拌、炒、腌。

【食谱】蒜末拌黄瓜　原料：黄瓜1根，蒜1头，白醋、盐、糖各适量。制作方法：黄瓜切块，放入蒜末、食盐，腌制10分钟，倒出水分；用少量油将蒜末炒香，倒入适量醋、糖，放入黄瓜拌匀即可。

【注意事项】不宜与牛奶、奶酪、鱼类、花生、辣椒、菠菜、西红柿、菜花、小白菜同食。勿多用醋，宜配伍生姜，制其水气。脾胃虚弱者少食。黄瓜与花生同食，易导致腹泻。

2. 苦瓜

【性味】微苦，性寒。

【归经】归脾、心、肺经。

【功效】清热祛暑，解毒，养血益气，补肾健脾，滋肝明目，利尿凉血，清心降火，降压降糖。

【营养】富含蛋白质、脂肪、碳水化合物、维生素C、粗纤维、胡萝卜素、苦瓜苷、磷、铁等。

【苦瓜的选择】外皮呈翠绿色，纹路密而多，疙瘩颗粒大，饱满丰厚，瓜身较直者为佳。

【食用方法】炒、煲、凉拌。

【食谱】苦瓜炒肉片　原料：苦瓜1根，肉片适量。

制作方法：苦瓜、鲜肉切片，油热后把姜丝、蒜末、辣椒放入爆香，放入肉片，加入料酒，翻炒均匀，再加苦瓜片和适量高汤、胡椒粉、盐、味精，炒熟即可。

【注意事项】孕妇忌食，中焦虚寒者勿食。

3. 南瓜

【性味】味甘。早收者性温，晚收者性凉。

【归经】归脾、胃、肺经。

【功效】补中益气，消炎止痛，解毒杀虫。

【营养】含丰富的维生素 A、维生素 C、B 族维生素及果胶。

【南瓜的选择】质地坚硬，分量较重；表皮金黄色，带有白霜；棱深者，为佳品。

【食用方法】粥、蒸。

【食谱】蒸南瓜　原料：南瓜 1 个。制作方法：老熟南瓜洗净，切成块，置笼屉中蒸熟即可。

【注意事项】不宜与羊肉同食，否则令人气壅，致胸闷腹胀。忌与猪肝、赤豆、荞麦面同食。南瓜与螃蟹同食会损伤肠胃。

4. 冬瓜（白瓜、枕瓜）

【性味】味甘、淡，性微寒。

【归经】归肺、大肠、小肠、膀胱经。

【功效】清热解毒，利水化痰，除烦止渴，祛湿消肿。

【营养】热量低，水分高。

【冬瓜的选择】以皮色纯青、多毛、味纯甘不酸者为良。

【食用方法】汤、炒。

【食谱】①冬瓜排骨汤　原料：冬瓜、猪排骨、薏米、盐、鸡精、黄油各适量。制作方法：薏米泡好淘净，冬瓜切块。猪排骨切条，放入锅中加清水煮开，撇去浮沫加黄酒；水烧开后加入薏米，大火烧开转小火煲1.5小时，筷子可穿透排骨后放入冬瓜，转小火继续煮；冬瓜熟后，放盐和鸡精调味即可。②虾米冬瓜汤 原料：虾米20克，冬瓜300克，葱、蒜、食盐、食用油、料酒各适量。制作方法：虾米泡温水备用，冬瓜去皮后切成片，葱、蒜切末。锅中放油，倒入蒜末爆香，加入冬瓜翻炒，倒入虾米、泡虾米的水以及料酒，稍煮一会儿后，倒入适量盐和葱花，淋入香油起锅。

5. 丝瓜

【性味】味甘，性凉。

【归经】归肝、胃、肺、大肠经。

【功效】清暑凉血，解毒通便，祛风化痰，通络，行乳，安胎。

【营养】富含维生素B_1和维生素C。

【丝瓜的选择】线丝瓜，以瓜形挺直、大小适中、表面无皱、水嫩饱满、皮色翠绿、不蔫不伤者为好。胖丝瓜，以外形相对较短、两端大致粗细一致、皮色新鲜、大小适中、表面有细皱并附有一层白色绒状物、无外伤者为佳。

【食用方法】炒、汤。

【食谱】清炒丝瓜　原料：丝瓜、油、盐、鸡精、葱各适量。制作方法：丝瓜切条，葱切末。油五成热时放入葱末爆香，加入丝瓜条，翻炒至熟，加盐、味精即可。

【注意事项】不可生食。

辣椒类

1. 甜椒（灯笼椒、柿子椒）

【性味】味辛，性温。

【归经】归心、脾经。

【功效】温中散寒，解热镇痛，开胃消食，降脂减肥。

【营养】富含维生素 C。

【甜椒的选择】表面光滑，色泽透亮，弹性较好，形状规则者，为佳品。

【食用方法】炒。

【食谱】青椒炒肉片　原料：青椒、肉片各适量。制作方法：青椒切成菱形，瘦肉切片，一起炒熟即可。

【注意事项】甜椒属于茄科食物，含有植物碱，会抑制关节修复，如有对茄科食物过敏者或关节炎、类风湿性关节炎患者，食用上需特别注意，不宜多食。

2. 辣椒

【性味】味辛，性热。

【归经】归胃、脾经。

【功效】温中散寒，健脾消食。

【营养】富含维生素 C。

【辣椒的选择】外表鲜艳有光泽，没有干枯、腐烂、虫害者为佳。

【验方】①关节痛：干辣椒研末，加面粉适量，用水调成糊状，摊于塑料纸上，敷于患处，然后用胶布固定。②牙痛：鲜辣椒切碎，加醋煮熟，趁温热时含漱。

【注意事项】瘦人不宜多食辣椒，因为瘦人多为阴虚和热性体质。所谓“瘦人多火”即指虚火，这一类人常常表现为咽干、口苦、眼部充血、头重脚轻、烦躁易怒，如果多食辣椒，不仅会使上述症状加重，而且还容易导致出血、过敏和炎症，严重时还会发生疮痈感染等。甲状腺功能亢进患者不宜食用辣椒，这是由于甲状腺功能亢进患者常常处于高度兴奋状态，故不宜食用辣椒等强烈刺激性食物；又因甲状腺功能亢进患者本身容易心动过速，食用辣椒后会使心跳愈加增快，加重症状。肾炎患者不宜食用辣椒，人体代谢过程中，辣椒中的辛辣成分常常需要通过肾脏排泄，而这些辛辣成分对肾脏实质细胞均有不同程度的刺激作用，严重时会影响到肾脏功能。心脑血管疾病、高血压、慢性气管炎、肺心病和肺结核等患者不宜食用辣椒，因辣椒素会使血液循环加剧、心跳加快，若短期内大量食用，可致急性心力衰竭和猝死。慢性胃炎、胃溃疡、食管炎患者也不宜吃辣椒，由于辣椒素的刺激，可使胃黏膜充血、水肿、糜烂，导致胃肠蠕动剧增而引起腹痛、腹泻，亦影响消化功能的恢复。慢性胆囊炎、胆石症、慢性胰腺炎患者也不宜吃辣椒，由于辣椒素的刺激，能引起胃酸分泌增加，胃酸过多又可引起胆囊收缩、胆道口括约肌痉挛，会造成胆汁排出困难，从而诱发胆囊炎、胆绞痛及胰腺炎等疾病。患有痔疮者更不宜吃辣椒，由于辣椒素的刺激，使痔静脉充血水肿，会加重痔疮，甚至形成肛门脓肿。另外，辣椒又可引发便秘，使痔疮患者更加痛苦，故应少食或不食。

菌类

1. 冬菇

【性味】味甘，性平。

【归经】归肠、肺、胃经。

【功效】消食，益气开胃，化痰理气，平肝阳，降血糖，抗肿瘤。

【营养】热量低，含丰富的维生素 D、维生素 C、维生素 A。

【蘑菇的选择】白色或稍微带黄，菇面发涩，摸上去比较干燥粗糙，气味纯正清香，为佳。

【食用方法】红烧、炒、粥、炖。

【食谱】①红烧蘑菇　原料：蘑菇 500 克，红烧汁 1 勺，糖 1 勺，胡椒粉少许。制作方法：蘑菇洗净切片，焯一下捞出。锅内放少许橄榄油烧热，加入蘑菇片翻炒，加适量水、红烧汁、糖和胡椒粉，大火烧开转至中火，翻炒均匀即可。②蘑菇里脊　原料：猪里脊肉 200 克，水发蘑菇 100 克，精盐 3 克，味精 2 克，绍酒 15 克，葱段 4 克，鸡蛋清 25 克，芝麻油 10 克，熟猪油 750 克，湿淀粉 25 克。制作方法：蘑菇洗净，切片；猪里脊顶刀切成薄片，用精盐、鸡蛋清抓匀，放入淀粉上浆。炒锅置火上，下入熟猪油，烧至三成热时，放入里脊肉片划散，至颜色发白时，盛出沥油待用；原锅留底油，投入葱段稍煸炒，放蘑菇、高汤、精盐和里脊片，加入绍酒、淀粉稍炒勾芡，淋明油颠翻，出锅装盘即成。本品能补血滋阴、降压降脂，可用于动脉粥样硬化、头晕眼花、心悸失眠者饮食调养。

【注意事项】“头上戴帽子（有菌盖），腰上系裙子（有菌环），脚上穿靴子（有菌托）”，同时具有这三个特征的菌类可能是毒蘑菇。为避免蘑菇中毒，应注意不食用变味、变色、不清楚来源的菇类。烹调时要炒熟煮透，不要凉拌生食。最好不要多种蘑菇一起食用，并控制一次进食的总量。食用野生菌时不宜饮酒，有的无毒野生菌所含某些成分，会与乙醇发生化学反应而产生毒素。

2. 香菇（香蕈、冬菇）

【性味】味甘，性平。

【归经】归肝、胃经。

【功效】补肝肾，健脾胃，益气血，益智安神，化痰理气，解毒养颜，抗肿瘤。

【营养】高蛋白、低脂肪，含丰富的维生素 D。

【香菇的选择】菌盖较厚实，边缘向内侧弯曲；内侧为乳白色，并且全部呈皱褶状；菇柄短而粗，且菇苞未开。

【食用方法】汤、烤、炒。

【食谱】①香菇鸡汤　原料：土鸡半只，香菇 8 个，红枣 10 枚，生姜 2 片，料酒 1 大勺，盐 1 小勺。制作方法：鸡洗净，切块，在开水中烫一下，冲洗干净后放入砂锅中，放入红枣、香菇、姜片、料酒，加水盖过所有食材，水开后炖 40 分钟，加盐调味即可。②冬瓜香菇汤　原料：冬瓜 200 克，香菇 50 克，调味品适量。制作方法：冬瓜去皮洗净，切成小方块；香菇用水发开，去蒂柄，洗净，切成丝；葱、姜洗净，切丝。锅中放植物油适量，烧热后下葱、姜爆香，再下冬瓜、香菇和泡香菇的水，焖烧数分钟，待熟时调入食盐、味精等，翻炒几下即可。此汤具有下气消痰、利水渗湿的功效。

【注意事项】顽固性皮肤瘙痒者忌食。

3. 金针菇

【性味】味咸，性寒。

【归经】归心、肝、大肠经。

【功效】补肝润肠，益智，抗癌。

【营养】含赖氨酸、精氨酸、亮氨酸，锌含量较高，高钾低钠；含金针菇素和糖蛋白，能抑制肿瘤。

【金针菇的选择】色泽均匀、鲜亮，有清香味为佳。金针菇有白色和黄色之分，黄色品系肉质脆嫩，白色品系肉质有嚼劲，且外观洁白清新。优质白色金针菇应色泽纯白或乳白，黄色金针菇应是淡黄或黄褐色，菌柄颜色上浅下深。颜色纯正，菌盖圆整，紧密不开伞，根部没有白色的气生菌丝，是宜食的新鲜金针菇。

【食用方法】炖、凉拌、炒。

【食谱】①金针菇炖土鸡　原料：金针菇 100 克，土鸡 250 克。制作方法：土鸡洗净，放入砂锅中，加水炖至九成熟，再入金针菇，待菇熟即可。②金针菇拌竹笋　原料：金针菇、竹笋、香油各适量。制作方法：金针菇煮沸后焖 2～4 分钟，沥干；竹笋煮熟切丝，合拌后加适量香油即可。

【注意事项】金针菇宜熟食，不宜生食。新鲜金针菇含有的秋水仙碱，食用后容易因氧化而产生有毒的二秋水仙碱，对胃肠黏膜和呼吸道黏膜有强烈的刺激作用。秋水仙碱易溶于水，加热可破坏其成分，因此烹饪时应把金针菇煮软煮熟，使秋水仙碱遇热彻底分解。变质的金针菇不要食用。金针菇与鸡肉相配，可益气补血；与豆腐相配，可益智强体、降血糖；与西兰花相配，能增强肝脏解毒能力、提高免疫力。

4. 茶树菇（茶菇、油茶菇、神菇）

【性味】味甘，性温。

【归经】归脾、胃经。

【功效】健脾补肾，渗湿止泻，益气开胃，抗衰老，减肥美容。

【营养】富含蛋白质，尤其是蛋氨酸；含丰富的B族维生素、维生素E、维生素C，以及钾、钙、镁、铁、锌等矿物质元素。

【茶树菇的选择】菇盖完整，呈茶色，厚度合适，未开伞（菇帽呈圆形，小而厚，菇盖底下有白膜），为佳。

【食用方法】炒、汤。

【食谱】①茶树菇炒木耳　原料：茶树菇、木耳、胡萝卜、香葱、葱、蒜、老抽各适量。制作方法：茶树菇、木耳焯水，捞出备用。油热，放入茶树菇快速翻炒，加盐、老抽、水，下木耳、胡萝卜等配料，出锅前撒上香葱即可。②茶树菇炒肉　原料：鲜茶树菇（或水发）100克，猪瘦肉200克，调味品各适量。制作方法：猪瘦肉洗净切丝，茶树菇洗净撕块，如常法炒熟食用。本品具有滋阴润燥、健脾益气的功效，适于热病伤津、消渴羸瘦、燥咳、便秘等患者食用。③茶树菇排骨汤　原料：排骨250克，茶树菇30克，胡萝卜半根，姜4小片，盐适量。制作方法：排骨切块洗净备用，茶树菇提前半小时泡发好，胡萝卜去皮切滚刀块，姜切片备好。锅内加水烧开，放入排骨焯水，撇去浮沫。将排骨、茶树菇、胡萝卜和姜片放入砂锅里，加适量水，盖上锅盖，炖大约 4 小时，加入适量盐调味。

【注意事项】干品茶树菇，先用清水快速冲洗 1 次，再放入清水中浸泡 35 分钟左右。

5. 平菇（侧耳、耳菇）

【性味】味甘，性温。

【归经】归脾、胃经。

【功效】益气养胃，健脾化痰，祛风散寒，舒筋活络。

【营养】营养高、热量低，含抗肿瘤细胞的硒和多糖体。

【平菇的选择】表面结构完整，菌盖边缘向内弯曲，菌柄短；掂起来比较轻，闻起来没有酸味，气味清香者为佳。

【食用方法】炒、煮、汤。

【食谱】椒盐平菇　原料：平菇、鸡蛋、面粉、椒盐粉各适量。制作方法：平菇撕成条，洗净，晾干备用；碗中放入面粉，打入鸡蛋搅成糊状。油温五成热时，平菇裹上面粉糊，下锅炸至金黄色，捞出撒上椒盐，拌匀即可。

【注意事项】常人均可食用，消化系统疾病、心血管疾病、癌症患者尤其适宜，体弱者和更年期妇女也适合食用。每次食用量以 100 克为宜。最好用手撕成合适大小，这样口感更好且有利于鲜味的释放。

6. 木耳（黑木耳、光木耳、树鸡、木鸡）

【性味】味甘，性平。

【归经】归肺、脾、肝、大肠经。

【功效】凉血止血，益气活血，润肺，补脑，养颜。

【营养】含铁量高，含维生素 K、粗纤维。黑木耳中有黑木耳多糖，有很强的抗凝血活性、抗血小板聚集及抗血栓的作用。

【木耳的选择】凡朵大适度，耳瓣略展，朵面乌黑有光泽，朵背略呈灰白色者为上品。手捏易碎，放开后朵片能很好伸展，有弹性，有清香味，水泡后胀发性大者属优质。

【食用方法】汤、粥。

【食谱】①木耳粥　原料：木耳5克，大枣5枚，粳米100克，冰糖适量。制作方法：木耳在温水中泡发，择去蒂，除去杂质，撕成瓣状。粳米淘净，大枣洗净，与木耳一同放入锅中，武火烧开改文火，炖至黑木耳烂、粳米成粥，加入冰糖即可食用。②素炒木耳　原料：木耳、黄瓜、葱、蒜各适量。制作方法：木耳泡发后洗干净，切成小条，黄瓜切丝，葱切丝，蒜切末，备用。锅里倒油烧热，放入蒜末，煸香后倒入木耳，翻炒一会后加盐，再用鸡精调味，最后倒入黄瓜丝、葱丝翻炒几下即可出锅。③木耳炒豆腐　原料：北豆腐、木耳、葱、姜、蒜、生抽、油、盐各适量。制作方法：木耳发好洗净，北豆腐切成稍厚的片待用。锅中放少量油，将切好的北豆腐放入，煎至两面微黄，关火待用。另起锅放入底油，加葱、姜、蒜炒香，再放入木耳翻炒片刻，加入煎好的豆腐，调入生抽、盐和少量水，用中火微炖几分钟，收汁后即可出锅。

【注意事项】木耳不宜与性寒的田螺和野鸭同食，因为田螺性寒，田螺和木耳同食不利于消化；同样，野鸭味甘性凉，与木耳同食容易导致消化不良。鲜木耳含有一种毒素——卟啉物质，不可食用。卟啉类毒素可在日光下自行分解，木耳经过日晒成为干制品之后，则没有毒性。虚寒溏泻、慢性腹泻者慎用，因为黑木耳滋润，易滑肠，会加重腹泻症状。发霉和有腐烂味的黑木耳严禁食用，以防中毒。黑木耳经过高温烹煮后，才能提高膳食纤维及黑木耳多糖的溶解度，因此一定要煮熟。一般来说，泡发木耳不要超过两小时，这样可以减少营养素溶于水中。黑木耳有活血的功效，有出血倾向者不宜食用。

7. 银耳（雪耳、白木耳）

【性味】味甘，性平。

【归经】归肺、胃、肾经。

【功效】滋阴润肺，养胃生津，补肾强精，润肠。

【营养】银耳多糖对肺心病有益；所含粗纤维有助于肠道蠕动，能通便减肥；富含维生素 D、硒。

【银耳的选择】优质银耳耳花大而松散，耳肉肥厚，呈白色或略带微黄，蒂头无黑斑或杂质，朵形较圆整，大而美观；触感柔韧，搓之扎手，耳片不易碎；取少量放于舌尖，有植物特有的香味。有些不良商家将霉变的银耳用硫黄熏制成色泽好看的银耳，这种银耳颜色洁白，闻起来有刺鼻气味，取少量放于舌尖，有刺舌的辣感。

【食用方法】羹、粥。

【食谱】①银耳莲子羹　原料：银耳 20 克，莲子 20 克，冰糖适量。制作方法：银耳、莲子同煮 20 分钟，加入冰糖，适用于心脾两虚所致的失眠多梦、头昏心悸、神疲乏力等症。②枸杞炖银耳　原料：银耳 20 克，枸杞子 25 克，冰糖 100 克，鸡蛋 2 枚。制作方法：银耳泡发后摘除蒂头，枸杞子洗净后沥水待用，打蛋取清。砂锅加水，沸后投入蛋清、糖搅匀，再沸时入银耳、枸杞，炖片刻即成。此汤可养肝益肾，非常适合有头目眩晕、眼睛干涩、腰膝酸软等症的患者食用。

【注意事项】睡前不宜食用。银耳食用前必须浸泡3～4小时，且要勤换水，才能将残存的二氧化硫清除掉。银耳宜用开水泡发。人工培植的银耳易受霉菌污染而变质，变质银耳不可食用，以免中毒出现头痛、头晕、恶心、呕吐、呕血、咯血、血尿、全身出血点、皮肤黄染、昏迷、抽搐等症，严重者可引起脑水肿或肝肾衰竭而致死亡。发好的银耳应一次用完，剩余的不宜放于冰箱冷藏，否则银耳易碎，可造成营养成分大量流失。煮熟的银耳不宜放置过长时间，因为在细菌的分解作用下，其中所含的硝酸盐会还原成亚硝酸盐，会对人体造成严重危害。对银耳过敏者忌食，临床有报道食用银耳后出现上腹部不适、隐隐作痛，伴恶心、头疼、头晕、神情恍惚等症状。银耳性润而腻，风寒咳嗽及湿痰壅盛者慎食。若食后出现大便泄泻，也不宜食用。

第五节　调和品

建议培养清淡的饮食习惯，少吃高盐和油炸食物，控制糖的摄入。

油

油的差别除了风味外，主要是脂肪酸种类和比例之间的差异。日常食用，最好在一、二、三类中，替换不同类别的油。

1. 花生油

【性味】味甘，性平。

【归经】归脾、肺、大肠经。

【功效】健脾润肺，止胃酸，消积驱虫，润肠通便。

【营养】各类脂肪酸含量比较平衡，其中含油酸最丰富，且富含维生素 E。饱和脂肪酸∶单饱和脂肪酸∶多不饱和脂肪酸 =3∶4∶3。

【注意事项】优选压榨油。花生油容易感染黄曲霉菌素，而这种毒素特别容易溶于油脂。花生油适合炒菜。

2. 豆油

【性味】味甘、辛，性温。

【归经】归大肠经。

【功效】润肠通便，驱虫解毒。

【营养】含较多亚油酸以及少量亚麻酸，饱和脂肪酸含量少。

【注意事项】精炼后的大豆油，其中丰富的磷脂和豆固醇被除掉，维生素 E、维生素 K 也有一定损失。应选购非转基因大豆油。

3. 葵花籽油

【性味】味甘，性平。

【归经】归心、肾经。

【功效】健脑，明目，温肺，润肠通乳，健脾和胃，补肾养阴，强筋壮骨，养颜护肤，活血调经，抗衰老，防辐射。

【营养】多不饱和脂肪酸含量高，并含丰富的亚油酸。

【注意事项】加热时注意不要冒烟，冒烟代表已经开始产生有害物质。使用后应拧紧瓶盖，葵花籽油与空气接触后容易氧化。乙肝患者不宜食用葵花籽油。

4. 菜籽油

【性味】味甘、辛，性温。

【归经】归脾、胃经。

【功效】润燥通便，杀虫，消肿毒。

【营养】各类脂肪酸比较平衡，油酸最丰富。

【注意事项】选用低芥酸的改良品种菜籽油。菜籽油适合炒菜，不适宜爆炒或油炸。冠心病、高血压患者应少食。

5. 橄榄油

【性味】味甘、涩、酸，性平。

【归经】归肺、胃经。

【功效】清热解毒，生津止咳，美容，护肤养发。

【营养】单不饱和脂肪酸多，油酸丰富。含 80% 以上的不饱和脂肪酸，其中 70% 以上为单不饱和脂肪酸和油酸。

【注意事项】菌痢、急性胃肠炎患者不可多食。选择高级初榨橄榄油，多用于凉拌。

6. 山茶油

【性味】味甘、苦，性凉。

【归经】归大肠经。

【功效】活血化瘀，清胃润肠，保湿润津，护发养颜。

【营养】单不饱和脂肪酸多，油酸丰富。

【注意事项】选择压榨产品。耐热性好，适合炒菜、凉拌。

7. 香油（芝麻油）

【性味】味甘，性凉。

【归经】归肝、肾、大肠经。

【功效】补肝肾，益精血，润燥滑肠，解毒生肌，生津，通乳，养发。

【营养】各类脂肪酸含量比较均衡，油酸最丰富。富含维生素 E 和抗氧化物质芝麻酚、磷脂和植物固醇等成分，有益于控制血脂、预防心血管疾病。

【注意事项】选购压榨法或水代法制成的香油。适合凉拌、蘸料、做汤。应食用新鲜香浓的香油，放久了会氧化变质。

8. 动物油 如猪油、羊油等，由于含饱和脂肪酸，以及胆固醇含量较高，不利于预防心脑血管疾病，生活中应少食。

糖

1. 白糖

【性味】味甘，性平。

【归经】归脾、肺经。

【功效】润肺止咳，和中益胃，舒缓肝气，滋阴生津，调味，除口臭，解盐卤毒。

2. 红糖

【性味】味甘，性温。

【归经】归肝、脾经。

【功效】益气补血，健脾暖胃，缓中止痛，活血化瘀。

【注意事项】不宜与竹笋、虾、田螺、牡蛎同食。

3. 冰糖

【性味】味甘，性平。

【归经】归肺、脾经。

【功效】补中益气，和胃润肺，止咳化痰。

调料

1. 葱

【性味】味辛、甘，性温。

【归经】归肺、胃经。

【功效】发汗解表，散寒通阳，解毒散凝。

【注意事项】不宜与杨梅同食。生葱同蜜食“作下利”（即泄泻），故不宜与蜂蜜同食。

2. 生姜

【性味】味辛，性温。

【归经】归脾、胃、肺经。

【功效】发汗解表，散寒，止呕，健胃，解毒。

3. 大蒜

【性味】生品味辛，性热；熟品味甘，性温。

【归经】归脾、胃、肺、大肠经。

【功效】温中理气，消食，解毒，杀虫。

【注意事项】慢性胃炎、胃溃疡患者忌食。不宜与蜂蜜同食。生食伤肝气，损目光，面无颜色，伤肺伤脾，故不建议生食。多食易生痰、助火、昏目，食用应适量。

4. 香菜

【性味】味辛，性温。

【归经】归肺、脾经。

【功效】解表透疹，消食开胃，醒脾和中，解毒止痛。

5. 花椒

【性味】味辛，性温，小毒。

【归经】归脾、胃、肾经。

【功效】温中除湿，杀虫解腥。

6. 茴香

【性味】味甘，性温。

【归经】归肾、膀胱、胃经。

【功效】温胃散寒，和胃理气。

7. 胡椒

【性味】味辛，性热。

【归经】归胃、大肠经。

【功效】温中下气，和胃止呕。

8. 陈皮

【性味】味甘，性温。

【归经】归脾、肺经。

【功效】止消渴，开胃气，下痰，破冷积。

9. 桂皮

【性味】味辛，性温。

【归经】归脾、胃、肝、肾经。

【功效】暖胃，下气，和营，燥湿，祛风，杀虫，止痛。

【注意事项】血虚内热、温暑时邪患者均忌食。

10. 丁香

【性味】味辛，性温。

【归经】归脾、胃、肾经。

【功效】暖胃，祛湿，散寒，辟恶，杀虫，消痞，解秽，止冷痢，补虚阳，制酒肉、鱼蟹、瓜果诸毒。

其他

1. 酱油： 酱油有老抽和生抽之分，老抽适合红烧，上色漂亮，生抽适合炒、炖。

【性味】味咸，性寒。

【归经】归脾、胃、肾经。

【功效】清热解毒。

2. 醋： 醋有多种，陈醋味道浓味道鲜，炒菜醋熘用；香醋柔和而甜，适合凉拌用。

【性味】味酸、甘，性温。

【归经】归肝、胆、大肠、胃经。

【功效】消食开胃，活血散瘀，收敛止泻，安蛔止痛，解毒。

3. 食盐

【性味】味咸，性寒。

【归经】归胃、肾、大肠、小肠经。

【功效】养心凉血，泻热通便，解毒引吐，消肿止痛，杀虫止痒。

【注意】盐的摄入量，建议每人每日不多于 6 克。

饮品

1. 酒

【性味】味苦、甘、辛，性大热。

【功效】通血脉，厚肠胃，润肌肤，消忧愁。

【注意事项】少饮为佳。若过度，轻则生痰，重则神志不清，危及生命。若久饮，可导致消化道出血、神经损伤、肢体麻木、走路不稳、酒精性心肌病心力衰竭等病症。

2. 牛乳

【性味】味甘，性平。

【功效】补血充液填精，化气生肌，安神益智，长筋骨，利机关，壮胃养脾，聪耳明目。

3. 羊乳

【性味】味甘，性微温。

【功效】功效同牛乳。

4. 茶

【性味】味微苦、微甘，性凉。

【功效】清心神，醒睡除烦，凉肝胆，涤热消痰，肃肺胃，明目解渴。以春采色青，炒焙得法，收藏不泄气者良。

5. 茉莉花茶

【性味】味辛、甘，性温。

【功效】理气开郁，和中辟秽。

6. 玫瑰花茶

【性味】味甘、微苦，性温。

【功效】调中，活血，舒郁结，辟秽，和肝。

7. 菊花茶

【性味】味甘、苦，性微寒。

【功效】疏风清热，平肝明目。

8. 代代花茶

【性味】味甘，性微苦。

【功效】疏肝和胃，理气解郁。

9. 蜜

【性味】味甘，质润，而性主固密、护内。生者凉，熟者平。

【功效】补中益气，养液，安神，润肺，和营，杀虫解毒。

第六节　药食同源的中药

1. 八角

【性味】味辛，性温。

【归经】归肝、脾、肾、胃经。

【功效】温阳散寒，理气止痛。

【主治】寒疝腹痛，肾虚腰痛，胃寒呕吐，脘腹冷痛。

2. 刀豆

【性味】味甘，性温。

【归经】归脾、胃、肾经。

【功效】温中，下气，止呃。

【主治】虚寒呃逆，呕吐。

3. 小茴香

【性味】味辛，性温。

【归经】归肝、肾、脾、膀胱、胃经。

【功效】散寒止痛，理气和胃。

【主治】寒疝腹痛，睾丸偏坠，痛经，少腹冷痛，脘腹胀痛，食少吐泻，睾丸、睾丸鞘膜积液。

4. 小蓟

【性味】味甘、苦，性凉。

【归经】归脾、肝经。

【功效】凉血止血，祛瘀消肿。

【主治】衄血，吐血，尿血，便血，崩漏下血，外伤出血，痈肿疮毒。

5. 山楂

【性味】味酸、甘，性微温。

【归经】归脾、胃、肝经。

【功效】消食健胃，行气散瘀。

【主治】肉食积滞，胃脘胀满，泻痢腹痛；瘀血经闭，产后瘀阻，心腹刺痛，疝气疼痛；高脂血症。

【注意事项】焦山楂消食导滞作用强，可用于肉食积滞、泻痢不爽。山楂和海鲜同食会引起腹痛、便秘。

6. 乌梢蛇

【性味】味甘，性平。

【归经】归肺、脾、肝经。

【功效】祛风，通络，止痉。

【主治】风湿顽痹，麻木拘挛，中风口眼歪斜，半身不遂，抽搐痉挛，破伤风，麻风疥癣，瘰疬恶疮。

7. 乌梅

【性味】味酸、涩，性平。

【归经】归肝、脾、肺、大肠经。

【功效】敛肺，涩肠，生津，安蛔。

【主治】肺虚久咳，久痢滑肠，虚热消渴；蛔厥呕吐腹痛，胆道蛔虫症。

8. 火麻仁

【性味】味甘，性平。

【归经】归脾、胃、大肠经。

【功效】润肠通便。

【主治】血虚津亏，肠燥便秘。

9. 玉竹

【性味】味甘，平。

【归经】归肺、胃经。

【功效】养阴润燥，生津止渴。

【主治】肺胃阴伤，燥热咳嗽，咽干口渴，内热消渴。

10. 甘草

【性味】味甘，性平。

【归经】归心、肺、脾、胃经。

【功效】补脾益气，清热解毒，祛痰止咳，缓急止痛，调和诸药。

【主治】脾胃虚弱，倦怠乏力，心悸气短，咳嗽痰多，脘腹、四肢挛急疼痛，痈肿疮毒，缓解药物毒性、烈性。

11. 白芷

【性味】味辛，性温。

【归经】归胃、大肠、脾、肺经。

【功效】散风除湿，通窍止痛，消肿排脓。

【主治】感冒头痛，眉棱骨痛，鼻塞，鼻渊；牙痛；白带；疮疡肿痛。

12. 白果

【性味】味甘、苦、涩，性平，有毒。

【归经】归心、肺、肾经。

【功效】敛肺气，定喘嗽，止带浊，缩小便。

【主治】哮喘，痰嗽；白带，白浊，遗精，淋病，小便频数。

13. 白扁豆

【性味】味甘，性微温。

【归经】归脾、胃经。

【功效】健脾化湿，和中消暑。

【主治】脾胃虚弱，食欲不振，大便溏泻；白带过多；暑湿吐泻，胸闷腹胀。

14. 白扁豆花

【性味】味甘、淡，性微温（平）。

【归经】归脾、胃经。

【功效】补脾和中，化湿消暑。

【主治】脾虚生湿，食少便溏；白带过多；暑湿吐泻，烦渴胸闷。

15. 决明子

【性味】味甘、苦、咸，性微寒。

【归经】归肝、肾、大肠经。

【功效】清热明目，润肠通便。

【主治】目赤涩痛，羞明多泪，头痛眩晕，目暗不明，大便秘结。

16. 肉豆蔻

【性味】味苦、辛，性温。

【归经】归心、脾、胃、大肠经。

【功效】温中涩肠，行气消食。

【主治】虚泻，冷痢，脘腹胀痛，食少呕吐，宿食不消。

17. 余甘子

【性味】味甘、酸、涩，性凉。

【归经】归肺、胃、肝、脾经。

【功效】清热凉血，消食健胃，生津止咳。

【主治】血热，血瘀，消化不良，腹胀，咳嗽，喉痛，口干。

18. 佛手

【性味】味辛、苦、酸，性温。

【归经】归肝、脾、肺经。

【功效】疏肝理气，和胃止痛。

【主治】肝胃气滞，胸胁胀痛，胃脘痞满，食少呕吐。

19. 杏仁

【性味】味苦，性温，有小毒。

【归经】归肺、大肠经。

【功效】止咳平喘，润肠通便。

【主治】咳嗽气喘，肠燥便秘。

【注意事项】苦杏仁中含有较多氰苷类物质，若生食可能会出现口苦、咽喉部不适、恶心、呕吐、腹痛、头痛、烦躁不安、惊厥，甚至抽搐、昏迷等氰化物中毒症状，应立即就医。

20. 沙棘

【性味】味酸、涩，性温。

【归经】归脾、胃、肺、心经。

【功效】祛痰止咳，消食化滞，活血散瘀。

【主治】脾虚食少，食积腹痛；咳嗽痰多；胸痹心痛，瘀血经闭，跌扑瘀肿。

21. 阿胶

【性味】味甘，性平。

【归经】归肺、肝、肾经。

【功效】滋阴润肺，补血止血，定痛安胎。

【主治】血虚萎黄，眩晕心悸。

22. 鸡内金

【性味】味甘，性平。

【归经】归脾、胃、大肠、膀胱经。

【功效】健胃消食，涩精止遗，通淋化石。

【主治】食积不消，呕吐泻痢，小儿疳积；遗尿，遗精，石淋涩痛；胆胀胁痛。

23. 麦芽

【性味】味甘，性平。

【归经】归脾、胃经。

【功效】行气消食，健脾开胃，回乳消胀。

【主治】食积不消，脘腹胀痛，脾虚食少；乳汁郁积，乳房胀痛，妇女断乳；肝郁胁痛，肝胃气痛。

24. 昆布

【性味】味咸，性寒。

【归经】归肝、胃、肾经。

【功效】软坚散结，消痰，利水。

【主治】瘿瘤，瘰疬，睾丸肿痛；痰饮水肿。

25. 枣

【性味】味甘，性温。

【归经】归脾、心、胃经。

【功效】补脾和胃，益气生津，调营卫，解药毒。

【主治】胃虚食少，脾弱便溏；气血津液不足，营卫不和，心悸怔忡；妇人脏躁。

26. 罗汉果

【性味】味甘，性凉。

【归经】归肺、脾经。

【功效】清热润肺，滑肠通便。

【主治】肺火燥咳，咽痛失音，肠燥便秘。

27. 郁李仁

【性味】味辛、苦、甘，性平。

【归经】归脾、大肠、小肠经。

【功效】润燥滑肠，下气，利水。

【主治】津枯肠燥，食积气滞，腹胀便秘；水肿，脚气，小便不利。

28. 金银花

【性味】味甘，性寒。

【归经】归肺、胃经。

【功效】清热解毒，凉散风热。

【主治】痈肿疔疮，喉痹，丹毒，热毒血痢，风热感冒，温病发热。

29. 青果

【性味】味甘、酸，性平。

【归经】归肺、胃经。

【功效】清热，利咽，生津，解毒。

【主治】咽喉肿痛，咳嗽，烦渴，鱼蟹中毒。

30. 鱼腥草

【性味】味辛，性微寒。

【归经】归肺、膀胱、大肠经。

【功效】清热解毒，消痈排脓，利尿通淋。

【主治】肺痈吐脓，痰热喘咳；热痢，热淋；痈肿疮毒。

31. 枳椇子

【性味】味甘、酸，性平。

【归经】归心、脾、肺经。

【功效】除烦渴，解酒毒，利小便。

【主治】中酒毒，烦渴呕逆，二便不利。

32. 枸杞子

【性味】味甘，性平。

【归经】归肝、肾、肺经。

【功效】滋肾，润肺，补肝，明目。

【主治】肝肾阴亏，腰膝酸软；头晕，目眩，目昏多泪；虚劳咳嗽；消渴，遗精。

33. 栀子

【性味】味苦，性寒。

【归经】归心、肺、肝、胃、三焦经。

【功效】泻火除烦，清热利尿，凉血解毒。

【主治】热病心烦，黄疸尿赤，血淋涩痛，血热吐衄；目赤肿痛，火毒疮疡；外治扭挫伤痛。

34. 砂仁

【性味】味辛，性温。

【归经】归脾、胃、肾经。

【功效】化湿开胃，温脾止泻，理气安胎。

【主治】湿浊中阻，脘痞不饥，脾胃虚寒，呕吐泄泻；妊娠恶阻，胎动不安。

35. 胖大海

【性味】味甘，性凉。

【归经】归肺、大肠经。

【功效】清肺化痰，利咽开音，润肠通便。

【主治】干咳无痰，痰稠难出，咽喉肿痛，口干咽燥，牙龈肿痛。

36. 茯苓

【性味】味甘、淡，性平。

【归经】归心、肺、脾、肾经。

【功效】利水渗湿，健脾宁心。

【主治】水肿尿少，痰饮眩悸，脾虚食少，便溏泄泻；心神不安，惊悸失眠。

37. 香橼

【性味】味辛、苦、酸，性温。

【归经】归肝、脾、肺经。

【功效】疏肝理气，宽中化痰。

【主治】肝胃气滞，胸胁胀痛，脘腹痞满，呕吐噫气，痰多咳嗽。

38. 香薷

【性味】味辛，性微温。

【归经】归肺、胃经。

【功效】发汗解表，化湿和中，利水消肿。

【主治】风寒感冒，水肿脚气。

39. 桃仁

【性味】味苦、甘，性平。

【归经】归心、肝、大肠经。

【功效】活血祛瘀，润肠通便，止咳平喘。

【主治】经闭、痛经，癥瘕痞块，肺痈、肠痈，跌仆损伤，肠燥便秘，咳嗽气喘。

40. 桑叶

【性味】味苦、甘，性寒。

【归经】归肺、肝经。

【功效】疏散风热，清肺润燥，平肝明目，凉血止血。

【主治】风热感冒，温病初起，肺热咳嗽；肝阳上亢眩晕，目赤昏花；血热妄行之咳血、吐血。

41. 橘红

【性味】味辛、苦，性温。

【归经】归肺、脾经。

【功效】理气宽中，燥湿化痰。

【主治】咳嗽痰多，食积伤酒，呕恶痞闷。

42. 桔梗

【性味】味苦、辛，性平。

【归经】归肺、胃经。

【功效】宣肺利咽，祛痰排脓。

【主治】咳嗽痰多，胸闷不畅，咽痛音哑，肺痈吐脓。

43. 益智仁

【性味】味辛，性温。

【归经】归脾、肾经。

【功效】温脾止泻摄涎，暖肾缩尿固精。

【主治】脾胃虚寒，呕吐，泄泻，腹中冷痛，口多涎唾；肾虚遗尿，尿频，遗精，白浊。

44. 荷叶

【性味】味微苦，性平。

【归经】归心、肝、脾、胃经。

【功效】清暑化湿，升发清阳，凉血止血。

【主治】暑热烦渴，暑湿泄泻；脾虚泄泻；血热吐衄，便血崩漏。荷叶炭用于出血证和产后血晕。

45. 莱菔子

【性味】味辛、甘，性平。

【归经】归肺、脾、胃、大肠经。

【功效】消食除胀，降气化痰。

【主治】饮食停滞，脘腹胀痛，大便秘结，积滞泻痢；痰壅喘咳。

46. 高良姜

【性味】味辛，性热。

【归经】归脾、胃经。

【功效】温胃止呕，散寒止痛。

【主治】脘腹冷痛，胃寒呕吐，嗳气吞酸。

47. 淡竹叶

【性味】味甘、淡，性寒。

【归经】归心、胃、小肠经。

【功效】清热除烦，利尿。

【主治】热病烦渴，小便赤涩淋痛，口舌生疮。

48. 淡豆豉

【性味】味苦，性寒。

【归经】归肺、胃经。

【功效】解表，除烦，宣郁，解毒。

【主治】伤寒热病，寒热，头痛，烦躁，胸闷。

49. 菊苣

【性味】味微苦、咸，性凉。

【归经】归脾、肝、膀胱经。

【功效】清肝利胆，健胃消食，利尿消肿。

【主治】湿热黄疸；肾炎水肿；胃脘胀痛，食欲不振。

50. 黄芥子

【性味】味辛，性热，小毒。

【归经】归肺、胃经。

【功效】温肺豁痰利气，散结通络止痛。

【主治】寒痰喘咳，胸胁胀痛；痰滞经络，关节麻木、疼痛；痰湿流注，阴疽肿毒。

51. 黄精

【性味】味甘，性平。

【归经】归脾、肺、肾经。

【功效】补中益气，除风湿，安五脏。

【主治】脾胃虚弱，肺虚咳嗽等。

52. 紫苏

【性味】味辛，性温。

【归经】归肺、脾、胃经。

【功效】解表散寒，行气和胃。

【主治】风寒感冒，咳嗽呕恶，妊娠呕吐，鱼蟹中毒。

53. 紫苏籽

【性味】味辛，性温。

【归经】归肺、胃、大肠经。

【功效】降气消痰，止咳平喘，温中开胃，宽肠润便。

【主治】痰壅气逆，胸中满闷，咳嗽气喘；呕吐反胃；肠燥便秘。

54. 葛根

【性味】味甘、辛，性凉。

【归经】归脾、胃经。

【功效】解肌退热，生津，透疹，升阳止泻。

【主治】外感发热，头痛，项背强痛；口渴，消渴；麻疹不透；热痢，泄泻；高血压颈项强痛。

55. 黑芝麻

【性味】味甘，性平。

【归经】归肝、肺、肾经。

【功效】滋补肝肾，生津润肠，润肤护发，明目。

【主治】肾精不足之眩晕、眼花、视物不清、腰酸腿软、耳鸣耳聋、发枯发落、头发早白、产妇缺乳、糖尿病、痔疮。

56. 黑胡椒

【性味】味辛，性热。

【归经】归胃、大肠经。

【功效】温中下气，消痰解毒。

【主治】食欲不振，胃寒，慢性胃炎；外感风寒，冒雨涉水。

57. 槐花

【性味】味苦，性微寒。

【归经】归肝、大肠经。

【功效】凉血止血，清肝泻火。

【主治】便血，痔血，血痢，崩漏，吐血，衄血；肝热目赤，头痛眩晕。

58. 蒲公英

【性味】味苦、甘，性寒。

【归经】归肝、胃经。

【功效】清热解毒，利尿散结。

【主治】急性乳腺炎，淋巴腺炎，瘰疬，疔毒疮肿，急性结膜炎；感冒发热，急性扁桃体炎，急性支气管炎；胃炎，肝炎，胆囊炎，尿路感染。

59. 蜂蜜

【性味】味甘，性平。

【归经】归脾、肺、大肠经。

【功效】补中缓急，润肺止咳，润肠通便。

【主治】脾胃虚弱，脘腹作痛；肺虚咳嗽，燥咳咽干；肠燥便秘。

60. 榧子

【性味】味甘，性平。

【归经】归肺、胃、大肠经。

【功效】杀虫消积，润燥通便。

【主治】钩虫、蛔虫、绦虫病，虫积腹痛，小儿疳积，大便秘结。

61. 酸枣仁

【性味】味甘、酸，性平。

【归经】归肝、胆、心经。

【功效】补肝，宁心，敛汗，生津。

【主治】虚烦不眠，惊悸多梦，体虚多汗，津伤口渴。

62. 鲜白茅根

【性味】味甘，性寒。

【归经】归肺、胃、膀胱经。

【功效】凉血止血，清热利尿。

【主治】血热吐血、衄血、尿血；热病烦渴，黄疸，水肿，热淋涩痛，急性肾炎水肿。

63. 鲜芦根

【性味】味甘，性寒。

【归经】归肺、胃经。

【功效】清热生津，除烦，止呕，利尿。

【主治】热病烦渴，胃热呕哕，肺热咳嗽，肺痈吐脓，热淋涩痛。

64. 蝮蛇

【性味】味甘，性温，有毒。

【归经】归脾、肝经。

【功效】祛风，攻毒。

【主治】麻风，癞疾，皮肤顽痹，瘰疬，痔疾。

65. 橘皮

【性味】味辛、苦，性温。

【归经】归脾、胃经。

【功效】理气，调中，燥湿，化痰。

【主治】胸腹胀满，不思饮食，呕吐哕逆，咳嗽痰多，亦解鱼、蟹毒。

66. 薄荷

【性味】味辛、苦，性凉。

【归经】归肺、胃、肝、大肠经。

【功效】通阳散结，行气导滞。

【主治】胸痹疼痛，痰饮咳喘，泻痢后重。

67. 薤白

【性味】味辛、苦，性温。

【归经】归心、肺、胃、大肠经。

【功效】通阳散结，行气导滞。

【主治】胸痹心痛，脘腹痞满胀痛，泻痢后重。

68. 覆盆子

【性味】味甘、酸，性温。

【归经】归肾、肝经。

【功效】益肾，固精，缩尿。

【主治】肾虚遗尿，小便频数，阳痿早泄，遗精滑精。

69. 藿香

【性味】味辛，性微温。

【归经】归肺、脾、胃经。

【功效】行气，和中，辟秽，祛湿。

【主治】感冒暑湿，寒热头痛，胸脘痞闷，呕吐泄泻，疟疾，痢疾，口臭。

70. 人参

【性味】味甘、微苦，性微温。

【归经】归脾、肺、心、肾经。

【功效】大补元气，复脉固脱，补脾益肺，生津，安神。

【主治】体虚欲脱，肢冷脉微；脾虚食少，肺虚喘咳；津伤口渴，内热消渴；久病虚羸，惊悸失眠，阳痿宫冷；心力衰竭，心源性休克。

71. 山银花

【性味】味甘，性寒。

【归经】归肺、胃经。

【功效】清热解毒，疏散风热。

【主治】痈肿疔疮，喉痹，丹毒，热毒血痢，风热感冒，温病发热。

72. 松花粉

【性味】味甘，性温。

【归经】归肝、脾经。

【功效】燥湿，收敛止血。

【主治】湿疹，胃脘痛，吐血，咯血，便血。

73. 粉葛

【性味】味甘、辛，性凉。

【归经】归脾、胃经。

【功效】解肌生津，透疹退热，升阳止泻。

【主治】外感发热，头痛，项背强痛；麻疹不透，口渴，泄泻；高血压。

74. 布渣叶

【性味】味淡、微酸，性平。

【归经】归肝、脾、胃经。

【功效】清暑，消食，化痰。

【主治】感冒，中暑；食滞，消化不良，腹泻。

75. 夏枯草

【性味】味辛、苦，性寒。

【归经】归肝、胆经。

【功效】清火，明目，散结，消肿。

【主治】目赤肿痛，目珠夜痛，头痛眩晕；瘰疬，瘿瘤，乳痈肿痛；甲状腺肿大，淋巴结结核，乳腺增生；高血压。

76. 当归

【性味】味甘、辛，性温。

【归经】归肝、心、脾经。

【功效】补血活血，调经止痛，润燥滑肠。

【主治】血虚诸证，月经不调，经闭，痛经，癥瘕结聚，崩漏，虚寒腹痛，痿痹，肌肤麻木；肠燥便难，赤痢后重；痈疽疮疡，跌仆损伤。

77. 山柰

【性味】味辛，性温。

【归经】归胃、脾经。

【功效】行气温中，消食，止痛。

【主治】胸膈胀满，脘腹冷痛，饮食不消。

78. 西红花

【性味】味甘，性平。

【归经】归心、肝经。

【功效】活血化瘀，凉血解毒，解郁安神。

【主治】经闭癥瘕，产后瘀阻；温毒发斑；忧郁痞闷，惊悸发狂。

79. 草果

【性味】味辛，性温。

【归经】归脾、胃经。

【功效】温中燥湿，除痰截疟。

【主治】寒湿内阻，脘腹胀痛，痞满呕吐，疟疾寒热。

80. 姜黄

【性味】味苦、辛，性温。

【归经】归脾、肝经。

【功效】破血行气，通经止痛。

【主治】胸胁刺痛，闭经，风湿肩臂疼痛，跌扑肿痛。

81. 荜茇

【性味】味辛，性热。

【归经】归胃、脾、大肠经。

【功效】温中散寒，下气止痛。

【主治】脘腹冷痛，呕吐，泄泻，胸痹心痛，头痛，牙痛。

【注意事项】本品辛热耗散，能动脾肺之火，多食令人目昏。

第三章 心血管疾病的饮食原则及相关食疗方推荐

心血管疾病的病理基础是动脉粥样硬化，动脉粥样硬化的形成其实从青少年就开始了，大多数人的血管上在青少年期就会有脂质条纹。随着年龄的增长，在遗传因素和危险因素的影响下，脂质条纹就会发展成斑块，若斑块增长到一定程度会使血管狭窄，从而引起血管供血部位的缺血，导致冠心病、心绞痛，甚则心肌梗死。心血管疾病的危险因素包括两种：一种为可控性的，另一种为不可控性的，例如年龄、性别、家族史、种族这些是不可控的，但有些是可以改变的，如血脂、血压、血糖、体重、吸烟、不良的饮食结构。其中饮食尤其要重视，因为血脂、血压、血糖、体重等均与饮食密切相关。若在生活中拥有良好的生活方式和合理的膳食结构，则可预防并延缓心血管疾病的发生和发展。

心血管疾病的饮食原则为合理饮食、控制体重。饮食摄入应多样化，选择低热量饮食，粗细搭配，严格控制饱和脂肪酸及反式脂肪酸的摄入。肉类尽量选择瘦肉或鱼类，每周食用 2 ～ 3 次，每次 100 克左右，鱼最好以海鱼为主。少食红肉和煎炸食品。控制盐的摄入，每日小于 6 克。充分摄入蛋白质、维生素和矿物质，蔬菜水果中含有大量的维生素和矿物质，其中维生素 C、维生素 E 和胡萝卜素具有抗氧化作用。富含胡萝卜素的食物有胡萝卜、南瓜、山药、桃、杏、菠菜等，富含维生素C的食物有绿叶蔬菜、西红柿、马铃薯、草莓、橙子、柚子等，富含维生素E的食物有植物油、坚果等。强调蔬菜、水果和全谷类摄入的饮食模式，包括低脂乳制品、家禽、鱼、豆类、非热带菜籽油和坚果。可溶性膳食纤维有助于降低胆固醇，降低心血管病风险。膳食中的可溶性膳食纤维主要来源有三种：一是果胶含量较高的水果，如苹果、葡萄等；二是豆类；三是谷类，如燕麦、大麦等。要细嚼慢咽，规律饮食，早餐多吃，晚餐少吃，睡前禁食。维持正常的体重指数，应控制在18.5～24kg/m^2。

高血压

饮食原则：低盐饮食，尤其是盐敏感性高血压患者。摄盐量每日应小于6克，包括腌制品、腐乳、熟制品中所含的盐量。高血压患者建议高钾低钠饮食，多吃蔬菜、水果，选择钾营养素含量高的品种，如哈密瓜、橙子、黄豆、木耳、香蕉、芹菜、海带、大枣等。据目前研究，芹菜、葱、洋葱、醋、海带、花生、黑木耳、绿豆等食物均有降压作用。

心力衰竭

饮食原则：控制液量的摄入，如水、牛奶等，成年心力衰竭患者一般控制在每日1000～1500毫升左右。充血性心力衰竭患者应限制盐的摄入，每日不超3克，但若使用利尿剂后可适当放宽。由于摄入量不足、丢失增加或使用利尿剂均可导致低钾血症的发生，应适当增加含钾食物的摄入。注意摄入优质蛋白，须占总蛋白质的三分之一以上。提倡少量多餐，适当增加叶酸、维生素 B_6、维生素 B_{12} 的摄入。

冠心病

饮食原则：强调低盐低脂饮食。忌食或少食：含脂肪高的食物，如动物内脏、动物脂肪、人造奶油、鱼子等；含糖量高和热量高的食物，如冰激凌、巧克力、蔗糖等；刺激性食物，如辣椒、胡椒、芥末、白酒、浓茶等。冠心病患者适合食用含纤维素较多的碳水化合物（如粳米、小米、玉米）、豆类及大豆制品、富含维生素 C 和维生素 P 的新鲜蔬菜和水果（如小白菜、油菜、西红柿、大枣、橘子、柠檬）、含维生素 E 多的食物（如酸奶、鸡蛋清、鱼）及高蛋白低脂肪食物（如瘦猪肉、牛肉）等。

心律失常

饮食原则：多选择养心安神之品。

高脂血症

饮食原则：避免油腻食物的摄入。建议使用炖、煨、蒸、煮、熬、凉拌等烹调方法，尽量少用焖、炸、烧等。

粥系

木耳山楂粥

【配方原料】黑木耳 10 克，山楂 30 克，粳米 50 克，冰糖 30 克。

【制作方法】黑木耳择洗干净，温水浸泡发开，与山楂、粳米一同放入锅中，加水适量，煮至粥熟。

【功效主治】降脂降压，软化血管，适用于血管硬化、高脂血症、高血压病及眼底出血、久病体虚等患者。

莲子百合养心羹

【配方原料】莲子 30 克，百合 20 克，龙眼肉 20 克，银耳 20 克，枸杞子 10 克，冰糖适量。

【制作方法】莲子、百合用开水浸泡 30 分钟左右，洗净，同龙眼肉、银耳、冰糖、枸杞子放入碗中，加水适量，隔水蒸透即可。

【功效主治】健脾，养心，安神，适用于脾虚、心神失养的失眠患者。

桂圆枣仁粥

【配方原料】桂圆肉 20 克，炒酸枣仁（捣碎）20 克，红枣 7 枚，小米 100 克。

【制作方法】上述食材共放砂锅内，加水适量，文火煮粥，晨起空腹服食。

【功效主治】养心安神，适用于心血不足的失眠患者。

山药茯苓粥

【配方原料】怀山药 10 克，茯苓 10 克，粳米 100 克。

【制作方法】山药、茯苓研末，与粳米同煮成粥。

【功效主治】健脾和胃，养心安神，降脂降糖，适用于脾虚的失眠患者。

小麦粥

【配方原料】浮小麦 30 克，粳米 100 克，大枣 7 枚。

【制作方法】浮小麦、粳米淘净，大枣洗净，加入适量清水，同煮成粥。

【功效主治】养心神，止虚汗，安神，适用于心神不宁的汗出患者。

芹菜粥

【配方原料】芹菜 100 克，粳米 100 克。

【制作方法】先煮粳米，待粳米半成熟时放入切成段的芹菜煮成粥，加少量食盐、味精调味即可。

【功效主治】清热平肝，降压降脂，适用于肝火上炎的高血压患者。

决明子粥

【配方原料】决明子 20 克，白米 50 克。

【制作方法】决明子放入锅内，加水适量，文火煮 30 分钟，去渣后加入白米煮成粥。

【功效主治】清肝明目，降脂降压，适用于肝阳上亢型高血压患者，症见头痛、眩晕，或伴便秘。

荷叶粥

【配方原料】荷叶适量，粳米 100 克。

【制作方法】荷叶、粳米共煮成粥。

【功效主治】降脂，适用于高血压病、高脂血症、肥胖，以及夏天感受暑热而致头昏脑涨、胸闷烦渴、小便短赤等。

人参粥

【配方原料】人参 5 克，粳米 100 个，生姜 5 片。

【制作方法】人参用清水浸泡，粳米淘洗干净，加适量水和生姜，煮成烂粥。

【功效主治】益气强心，适用于慢性心力衰竭心气亏虚型患者，症见心悸气短、乏力自汗。

葛根养心粥

【配方原料】葛根30克，粳米100个，生姜5片。

【制作方法】新鲜葛根切片磨粉，加水搅拌，沉淀取粉；粳米100克放入锅内，加清水适量煮粥；待粥煮至浓稠时，将葛根粉调入粥内，再放适量冰糖调味，早晚作点心服食。

【功效主治】现代医学研究表明，葛根中的异黄酮类化合物葛根素对高血压、高血脂、高血糖和心脑血管疾病等均有一定疗效。此粥适用于冠心病、心绞痛、高血压、糖尿病、脑血管病患者食用。

薏米赤小豆粥

【配方原料】薏米100克，赤小豆50克，糖适量。

【制作方法】薏米、赤小豆用温水浸泡半日，共煮成粥，加糖调味。

【功效主治】健脾利湿，适用于脾虚湿盛的患者。

参麦粥

【配方原料】人参5克，麦冬10克，五味子10克，粳米100克。

【制作方法】人参、麦冬、五味子、粳米加适量水熬成粥。

【功效主治】益气养阴，适用于气阴亏虚的慢性心力衰竭患者，症见心悸怔忡、口干咽燥。

护心三仁粥

【配方原料】桃仁、酸枣仁、柏子仁各10克，粳米100克，冰糖适量。

【制作方法】先将桃仁、酸枣仁、柏子仁打碎放入锅内，加水适量煎煮3次，过滤去渣取汁，再放入粳米煮粥，待粥煮至浓稠时，加入冰糖稍煮，即可食用。

【功效主治】养心安神，活血化瘀，润肠通便，适用于瘀血内阻之胸部憋闷，时有绞痛，舌质红、有瘀点瘀斑，或心失所养之心悸气短、失眠多梦，或阴津亏损之大便干燥。

冠心三和泥

【配方原料】玉米500克，黄豆250克，芝麻200克，白糖100克。

【制作方法】将玉米、黄豆、芝麻分别炒香（熟），研成细末，混入白糖拌匀，用沸水冲服。

【功效主治】养心神，降血脂，补肝肾，健脾胃，适用于冠心病、高血压、神经官能症以及脾胃不和、肝肾不足者，症见食欲减弱、腰膝酸软、短气乏力、倦怠疲劳、夜卧不安、心慌烦闷等。

参芪山楂粥

【配方原料】黄芪30克，人参10克，粳米100克，山楂30克，砂糖20克。

【制作方法】将黄芪、人参、山楂、粳米熬煮成粥，再放入砂糖即可。

【功效主治】补益心肺，适用于心肺气虚的慢性心力衰竭患者，症见心悸、咳嗽、气短、胸闷、神疲乏力、自汗、食少纳呆。

丹参粥

【配方原料】丹参、黄芪各30克，大枣5枚，糯米50克，红糖适量。

【制作方法】丹参、黄芪水煎取汁，同大枣、糯米煮粥；待熟时调入红糖，再煮一二沸，即可。

【功效主治】补气，活血，化瘀，适用于慢性心力衰竭患者，症见心悸怔忡、肢体浮肿、小便量少、舌质紫黯等。

姜葱粥

【配方原料】干姜、高良姜各30克，葱白50克，粳米100克。

【制作方法】将干姜、高良姜装入纱袋内，与葱白及淘洗干净的粳米同煮成粥，粥熟后去药袋即可食用。

【功效主治】散寒温经，回阳通脉，祛痰消痛，适用于心胸痛如绞、遇寒易发作，形寒肢冷，胸闷心悸，甚则喘息不得卧。

菜系

醋黑豆

【配方原料】黑豆、醋各适量。

【制作方法】将黑豆用米醋泡成醋豆。

【功效主治】降脂，降压，适用于高血压、高脂血症。

山药蘑菇

【配方原料】山药、蘑菇各等分，葱花、盐、味精、芡粉各适量。

【制作方法】山药切片，蘑菇切片。锅中放油烧热，炝葱花，放入蘑菇、山药翻炒，加盐、味精调味，勾芡出锅。

【功效主治】降压，降脂，适用于高血压、高脂血症。

洋葱炒瘦肉

【配方原料】瘦猪肉 50 克，洋葱 150 克。

【制作方法】猪肉、洋葱切片或丝备用。植物油少许入锅烧至八成热，先后倒入猪肉、洋葱翻炒，再加各种调料炒匀即成。

【功效主治】降压，降脂，适用于高血压、高脂血症。

桂芪炖乌鸡

【配方原料】黄芪、桂枝、丹参各 10 克，红参 5 克，乌鸡 1 只，葱、姜少许，料酒、食盐各适量。

【制作方法】乌鸡洗净备好，黄芪、桂枝、丹参水煎，去渣取药液。乌鸡肚内放红参，加料酒适量，炖至鸡肉烂熟，加姜葱调味。

【功效主治】益气温阳利水，活血化瘀，适用于冠心病患者，症见胸闷痛、心悸、气短乏力、少尿浮肿。

【注意事项】阴虚阳亢、内有积滞者忌服。

芹菜炒香干

【配方原料】芹菜 250 克，香干 3 片，食盐、味精各适量。

【制作方法】将芹菜剖开切成小段，香干切成小长条。锅置旺火上，入油烧至七分热，倒入香干，稍煎片刻，下芹菜，煸炒 3 分钟后，加食盐及味精拌匀即可。

【功效主治】平肝清热，益气和血，适用于高血压、冠心病、高血脂、糖尿病等患者。

汤系

甘麦大枣汤

【配方原料】甘草10克，小麦50克，大枣15枚。

【制作方法】甘草用纱布包好，与小麦、大枣同煮，旺火烧开，文火煮15分钟即可。弃甘草，小麦、大枣与汤同服。

【功效主治】补益气血，养心安神，适用于心神不宁者。

桂圆大枣汤

【配方原料】桂圆、大枣各10枚，冰糖30克，芡粉适量。

【制作方法】大枣、桂圆肉洗净，在清水锅中炖至枣烂，勾芡后加冰糖调味即可。

【功效主治】补益气血，和胃生津，安神，适用于气血不足的失眠患者。

桑椹莲藕汤

【配方原料】桑椹50克，莲子50克，鲜藕250克，冰糖50克。

【制作方法】先煮莲子10分钟，下鲜藕块、桑椹，再炖10分钟至藕软烂，加冰糖调味即可。

【功效主治】滋阴补血，清热凉血，适用于阴虚者。

木耳紫菜汤

【配方原料】黑木耳5克，紫菜5克，鸡蛋1枚，盐、味精、芡粉各适量。

【制作方法】黑木耳用水泡发，汤烧开后放入木耳、紫菜，稍煮后勾芡，打蛋花，调味出锅。

【功效主治】降压，降脂，适用于高血压、高脂血症、冠心病患者。

海带豆腐汤

【配方原料】海带 50 克，豆腐 250 克，高汤、盐、味精各适量。

【制作方法】海带切菱形块。豆腐切块，放入砂锅，旺火烧开，入海带，文火炖 10 分钟，加食盐、味精调味。

【功效主治】降胆固醇，适用于高脂血症。

鲫鱼豆腐冬瓜汤

【配方原料】鲫鱼 2 尾，豆腐 250 克，冬瓜 250 克，葱、姜、大蒜、盐、味精各适量。

【制作方法】鲫鱼入油锅稍煎，豆腐切块，开水焯过备用。砂锅加清水适量，将鱼、豆腐、冬瓜、葱、姜、大蒜同炖，开锅后改文火炖 15 分钟，至鱼汤呈奶白色，加盐、味精调味出锅。

【功效主治】健脾宽中，润燥利水，适用于脾虚水肿的心力衰竭患者。

人参糯米鸡汤

【配方原料】人参 15 克，糯米 100 克，鸡腿 1 只，红枣 6 枚，生姜 3 片，盐适量。

【制作方法】糯米用清水浸泡 1 小时后沥干备用；鸡腿剁块洗净，焯水后捞出备用；红枣洗净。将糯米、鸡腿、人参、红枣与适量水放入砂锅中，大火煮沸后改小火，炖至肉熟米烂，加盐调味即可。

【功效主治】益气养心，适合于冠心病、高血压患者。

【注意事项】服用人参后忌食白萝卜。

川芎白芷鱼头汤

【配方原料】川芎3克，白芷3克，鱼头500克，葱节、胡椒、生姜片、盐各适量。

【制作方法】鱼头去鳃，洗净，连同葱、胡椒、生姜放入砂锅内，加水适量，武火烧沸，再以文火炖半小时，入盐调味。

【功效主治】祛风散寒，活血止痛，适用于头痛、头晕的高血压患者。

当归山楂汤

【配方原料】当归10克，山楂5克，红枣3枚，水适量。

【制作方法】当归、山楂、红枣洗净，放入砂锅内，加水煮沸，改文火煮1小时即可。

【功效主治】活血化瘀通络，适用于胸痛之寒凝血瘀型冠心病患者。

【注意事项】慢性腹泻、大便溏薄及热盛出血者忌服，湿阻中焦者慎服。

天麻杜仲煲猪肚

【配方原料】天麻10克，杜仲10克，枸杞子10克，胡萝卜100克，猪肚250克，绍酒、食盐、油各适量。

【制作方法】天麻、杜仲、枸杞子、猪肚洗净，猪肚切成3厘米的方块。油热放入猪肚等食材，加绍酒、盐各适量，倒入鸡汤300毫升，武火煮沸后改用文火，煮至浓稠即可。

【功效主治】平肝息风，补益肝肾，适用于肝阳上亢型高血压患者，症见头晕、头痛、腰膝酸软。

【注意事项】阴虚火旺、血虚者慎服。

参金冬瓜汤

【配方原料】太子参 30 克，金银花 10 克，冬瓜 400 克，瘦肉 100 克，生姜 3 片，盐、葱花各适量。

【制作方法】瘦肉、冬瓜、生姜切片备用，太子参、金银花装入茶包，放锅内加水煎煮半小时，捞出太子参、金银花，取药液备用。将生姜、瘦肉放入汤内，以文火煮约半小时后，放入冬瓜煮熟，加盐、葱烧开即可。

【功效主治】辅助正气，清热利水。适合在夏季服用，症见胸闷痛、心悸、气短、乏力、尿少浮肿者，或外感风热患者。

【注意事项】脾胃虚寒者忌服。

当归生姜羊肉汤

【配方原料】当归 20 克，生姜 3 片，羊肉 100 克，盐、香油各适量。

【制作方法】羊肉切块，与当归、生姜同炖，加适量盐、香油，喝汤吃肉。

【功效主治】温经活血止痛，适用于心阳亏虚型冠心病患者，症见怕冷、手足不温、肢体疼痛。

代茶饮系

槐花茶：槐花每年四五月份开花，花期 10 ～ 15 天。

【配方原料】槐花 5 克，蜂蜜或冰糖适量。

【制作方法】开水冲泡。

【功效主治】清肝凉血，降压，适用于肝火亢盛型高血压患者，症见头晕眼花、烦躁易怒。

【注意事项】槐花性凉，微寒，味苦，脾胃虚寒者不建议饮用。

莲子心茶：莲子心为莲子中间青绿色的胚芽，夏季可代茶饮。

【配方原料】莲子心 2 克。

【制作方法】开水冲泡。

【功效主治】清心安神降压，适用于心火旺之高血压患者，症见烦躁失眠。

【注意事项】莲子心性寒，味苦，归心经，不宜久服，体质偏寒者不宜服用。

葛根茶

【配方原料】葛根 10 克。

【制作方法】用水煎煮半小时，代茶饮。

【功效主治】清热生津，解酒健胃护肝，适用于高血压患者，症见头痛、眩晕、耳鸣、腰腿疼痛。

无花果茶

【配方原料】无花果干 10 克。

【制作方法】开水冲泡。

【功效主治】降压，降脂，适用于高血压、高脂血症患者。

杜仲茶

【配方原料】杜仲 6 克，茶叶 3 克。

【制作方法】热水冲泡。

【功效主治】补肝肾，降压，适用于肝肾不足之高血压患者。

玉米须车前子茶

【配方原料】玉米须 10 克，车前子 10 克。

【制作方法】热水冲泡。

【功效主治】利尿，降压，适用于高血压、心力衰竭伴浮肿者。

枸杞菊花茶

【配方原料】枸杞、菊花、绿茶各 3 克。

【制作方法】热水冲泡。

【功效主治】补肝肾，明目，适用于肝肾阴虚、肝火上炎之高血压患者，症见头晕、视物不清等。

枸杞决明子绿茶

【配方原料】决明子 6 克，枸杞子 3 克，绿茶 3 克。

【制作方法】热水冲泡。

【功效主治】补肝肾，降压通便，适用于肝肾阴虚、肝火上炎之高血压患者，症见头晕、便秘等。

荷菊山楂茶

【配方原料】荷叶 3 克，菊花 3 克，山楂 10 克，绿茶 3 克，冰糖适量。

【制作方法】热水冲泡。

【功效主治】清热明目，降脂，适用于痰浊阻滞型高脂血症或冠心病患者，症见肥胖、视物模糊、头晕等。

山楂益母草茶

【配方原料】山楂 3 克，益母草 9 克，茶叶 3 克。

【制作方法】热水冲泡。

【功效主治】活血通脉，降脂，适用于气血瘀阻之冠心病、高脂血症患者。

夏菊决明子茶

【配方原料】夏枯草5克，菊花2.5克，决明子2.5克。

【制作方法】热水冲泡。

【功效主治】清肝明目，适用于肝火上炎之高血压患者，症见头晕头痛、目赤肿痛。

丹参三七茶

【配方原料】丹参10克，三七3克

【制作方法】热水冲泡。

【功效主治】活血化瘀，适用于胸闷胸痛之心血瘀阻型冠心病患者。

三七茶

【配方原料】三七花、参三七各3克。

【制作方法】热水冲泡。

【功效主治】活血化瘀，适用于胸闷胸痛之心血瘀阻型冠心病患者。

舒心菖蒲茶

【配方原料】菖蒲3克，酸梅肉5枚，大枣5枚，红砂糖适量。

【制作方法】上述诸药煎汤代茶饮。

【功效主治】健脾宁心安神，适用于由气血不足引起的惊恐、心悸、失眠、健忘、不思饮食等症。

附录1：膳食营养因素与心血管病风险

证据	降低危险	没有相关	增加危险
令人信服	亚油酸 鱼和鱼油（EPA和DHA） 蔬菜和水果（包括浆果） 钾 少量、适量酒精（对冠心病） 植物甾醇 规律的身体活动	维生素E补充剂	饱和脂肪酸（肉豆蔻酸和棕榈酸） 反式脂肪酸 高钠摄入 大量饮酒（对中风） 超重和肥胖
很可能	α－亚麻酸 油酸 膳食纤维 全粒类谷物 无盐坚果 叶酸	硬脂酸	膳食胆固醇 未过滤的熟咖啡
可能	大豆制品 类黄酮		富含月桂酸的脂肪 β－胡萝卜素补充剂 胎儿营养不良
证据不足	钙 镁 维生素C 维生素D		碳水化合物 铁

附录2：饮食习惯评估单

1. 您的主食结构是？

A. 大米白面为主，少量粗粮、薯类　B. 大米白面、粗粮、薯类三者基本等量　C. 粗粮、薯类为主，少量大米白

面　D. 只吃大米白面，基本不吃粗粮、薯类

2. 您每天的主食平均能吃多少（一个馒头约合 2 两，一碗米饭约合 2 两）？

A. 5 ～ 8 两　B. 8 ～ 10 两　C. 2 ～ 4 两　D. 2 两以下

3. 您吃粗粮食品（玉米、小米、高粱、燕麦、荞麦等）的次数？

A. 天天吃　B. 每周 3 次以上　C. 每周两次以下　D. 基本不吃

4. 您吃动物内脏（肝、肾、胃、肠）的情况？

A. 基本不吃　B. 每月 3 次以下　C. 每周 3 次以上　D. 天天吃

5. 您吃肥肉或荤油的情况？

A. 基本不吃　B. 每周 3 次以下　C. 每周 3 次以上　D. 天天吃

6. 您吃鱼、虾、蟹等水产品的情况？

A. 天天吃　B. 每周 3 次以下　C. 每周 3 次以上　D. 基本不吃

7. 您常吃深海中的鱼类（如金枪鱼、黄花鱼等）吗？

A. 经常吃，每周 4 ～ 5 次　B. 每周 2 ～ 3 次　C. 很少吃　D. 不吃

8. 您每天新鲜蔬菜的食用量是多少？

A. 300 克以上　B. 200 ～ 300 克　C. 100 ～ 200 克　D. 100 克以下

9. 您每天新鲜水果的食用量是多少？

A. 200 克以上　B. 100 ～ 200 克　C. 100 克以下　D. 不吃

10. 您每天饮水量大约是多少？

A. 1000 ～ 1500 毫升　B. 1500 毫升以上　C. 500 ～ 1000 毫升　D. 500 毫升以下

11. 您注意每日食盐的用量吗？用量是多少？

A. 有，6 克以下　B. 有，6 ～ 12 克　C. 没有，随口味添加　D. 有，12 克以上

12. 您有注意每日烹调油的用量吗？用量是多少？

A. 有，25 ～ 35 克　B. 有，25 克以下　C. 有，35 克以上　D. 没有，随口味添加

13. 您家的常用油是？

A. 色拉油、调和油　B. 不固定　C. 以菜籽油、大豆油等植物油为主　D. 以猪油、牛油等动物油为主

14. 您家做菜常用的烹饪方式是？

A. 凉拌、清蒸　B. 快炒　C. 煮、炖、焖　D. 油炸

15. 您有食用腌制或油炸食品的习惯吗？

A. 没有，从不吃腌制或油炸食品　B. 偶尔吃腌制或油炸食品　C. 经常吃腌制或油炸食品　D. 几乎天天吃

16. 您喜欢吃哪些零食？

A. 坚果类　B. 饼干、点心类　C. 肉干、鱼干　D. 果脯类、膨化食品类

17. 您吃坚果吗？

A. 从不吃　B. 每周 1 ～ 2 次　C. 每周 3 ～ 4 次　D. 天天吃

18. 您经常醉酒吗？

A. 基本不喝，喝时也是少量　B. 偶尔喝酒，不会醉酒　C. 经常喝酒，偶尔醉酒　D. 经常喝的酩酊大醉

附录3：营养处方制定流程

第一步：根据身高、体重算出体重指数，根据体重指数结合腰围判断是否肥胖。

体重指数	正常	超重	偏胖	肥胖
	18.5 ～ 23.9	≥ 24	24 ～ 27.9	≥ 28

性别	正常腰围	高腰围 I	高腰围 II
男	<85cm	85 ～ 95cm	≥ 95cm
女	<80cm	80 ～ 90cm	≥ 90cm

注：腰围的测定，WHO 推荐采用最低肋骨下缘与髂棘最高点连线的中点作为测量点。被测者采取直立位，在平静呼吸状态下，用软尺围绕测量部位，应注意松紧合适。测量过程中，应使软尺保持平行。

第二步：根据是否肥胖及劳动强度制定基本饮食原则。

全日热能供给量 = 标准体重 × 每日需求量

理想体重（千克）= 身高（cm）–105

或理想体重（千克）=［身高（cm）–100］×0.9

劳动（活动）强度	消瘦	正常	肥胖
重体力活动	45	40	35
中体力活动	40	35	30
轻体力活动	35	30	20 ～ 25
卧床	30	25	20

第三步：一般每日摄入的能量中三大功能物质的分配比例为：蛋白质占 10% ～ 15%，脂肪占 15% ～ 30%，碳水化合物占 55% ～ 70%。根据自己的喜好配比食材。

注意事项：对于糖尿病患者来说，应尽量选择生糖指数低的食物。生糖指数（GI）是微量食物引起餐后血糖反应的一项有效指标，表示含50克碳水化合物的食物和相当量的葡萄糖或白面包在一定时间内（一般为2小时）体内血糖应答水平百分比值。

高 GI（>70）	中 GJI（55 ~ 70）	低 GI（<55）
葡萄糖（100）	土豆（62）	牛奶（27.6）
白面包（87.9）	玉米（55）	四季豆（27）
黑白糖（83.8）	小米粥（61.5）	桃（28）
西瓜（72）	葡萄干（64）	苹果（36）
玉米片（78.5）	菠萝（66）	巧克力（49）
面条（81.6）	大米粥（69.4）	

附录4：推荐食物成分查询

书籍:《中国食品成分表》，北京大学医学出版社

网站：美国农业部网站的食物成分数据库 Food Composition Databases Show Foods List

薄荷网：http：//www.boohee.com

营养膳食查询网：http：//db.foodmate.net/yingyang/

APP：食物派

附录5：卫健委公布的既是食品又是药品的中药名单

丁香、八角、刀豆、小茴香、小蓟、山药、山楂、马

齿苋、乌梢蛇、乌梅、木瓜、火麻仁、代代花、玉竹、甘草、白芷、白果、白扁豆、白扁豆花、龙眼肉（桂圆）、决明子、百合、肉豆蔻、肉桂、余甘子、佛手、杏仁、沙棘、芡实、花椒、赤小豆、阿胶、鸡内金、麦芽、昆布、枣（大枣、黑枣、酸枣）、罗汉果、郁李仁、金银花、青果、鱼腥草、姜（生姜、干姜）、枳椇子、枸杞子、栀子、砂仁、胖大海、茯苓、香橼、香薷、桃仁、桑叶、桑椹、橘红、桔梗、益智仁、荷叶、莱菔子、莲子、高良姜、淡竹叶、淡豆豉、菊花、菊苣、黄芥子、黄精、紫苏、紫苏籽、葛根、黑芝麻、黑胡椒、槐米、槐花、蒲公英、蜂蜜、榧子、酸枣仁、鲜白茅根、鲜芦根、蝮蛇、橘皮、薄荷、薏苡仁、薤白、覆盆子、藿香（以上为2012年公示的86种）。

2014年新增15种中药材

人参、山银花、芫荽、玫瑰花、松花粉、粉葛、布渣叶、夏枯草、当归、山柰、西红花、草果、姜黄、荜茇（在限定的使用范围和剂量内可作药食两用）。

新型冠状病毒感染的肺炎防治营养膳食指导

来源：卫健委食品安全标准与监测评估司

科学合理的营养膳食能有效改善营养状况、增强抵抗力，有助于新型冠状病毒感染的肺炎防控与救治。中国营养学会联合中国医师协会、中华医学会肠外肠内营养学分会，针对新型冠状病毒感染的肺炎防控和救治特点，并根据《中国居民膳食指南》（2016 版）和国家卫生健康委员会发布的《新型冠状病毒感染的肺炎诊疗方案（试行第四版）》，研究提出营养膳食指导，供公众和医疗机构参考。

一、新型冠状病毒感染的肺炎患者临床营养膳食指导

（一）普通型或康复期患者的营养膳食

1. 能量要充足，每天摄入谷薯类食物 250 ～ 400 克，包括大米、面粉、杂粮等；保证充足蛋白质，主要摄入优质蛋白质类食物（每天 150 ～ 200 克），如瘦肉、鱼、虾、蛋、大豆等，尽量保证每天一个鸡蛋，300 克的奶及奶制品（酸奶能提供肠道益生菌，可多选）；通过多种烹调植物油增加必需脂肪酸的摄入，特别是单不饱和脂肪酸的植物油，总脂肪供能比达到膳食总能量的 25% ～ 30%。

2. 多吃新鲜蔬菜和水果。蔬菜每天 500 克以上，水果每天 200 ～ 350 克，多选深色蔬果。

3. 保证充足饮水量。每天 1500 ～ 2000 毫升，多次少量，主要饮白开水或淡茶水；饭前饭后菜汤、鱼汤、鸡汤等也是不错选择。

4. 坚决杜绝食用野生动物，少吃辛辣刺激性食物。

5. 食欲较差进食不足者、老年人及慢性病患者，可以通过营养强化食品、特殊医学用途配方食品或营养素补充剂，适量补充蛋白质以及 B 族维生素和维生素 A、维生素 C、维生素 D 等微量营养素。

6. 保证充足的睡眠和适量身体活动，身体活动时间不

少于30分钟。适当增加日照时间。

（二）重症型患者的营养治疗

重症型患者常伴有食欲下降，进食不足，使原本较弱的抵抗力更加“雪上加霜”，要重视危重症患者的营养治疗，为此提出序贯营养支持治疗原则：

1. 少量多餐，每日6～7次利于吞咽和消化的流质食物，以蛋、大豆及其制品、奶及其制品、果汁、蔬菜汁、米粉等食材为主，注意补充足量优质蛋白质。病情逐渐缓解的过程中，可摄入半流质状态、易于咀嚼和消化的食物，随病情好转逐步向普通膳食过渡。

2. 如食物未能达到营养需求，可在医生或者临床营养师指导下，正确使用肠内营养制剂（特殊医学用途配方食品）。对于危重症型患者无法正常经口进食，可放置鼻胃管或鼻空肠管，应用重力滴注或肠内营养输注泵泵入营养液。

3. 在食物和肠内营养不足或者不能的情况下，对于严重胃肠道功能障碍的患者，需采用肠外营养以保持基本营养需求。在早期阶段可以达到营养摄入量的60%～80%，病情减轻后再逐步补充能量及营养素达到全量。

4. 患者营养方案应该根据机体总体情况、出入量、肝肾功能以及糖脂代谢情况而制定。

二、一线工作者营养膳食指导

根据平衡膳食原则，一线工作者的营养膳食要做到：

1. 保证每天足够的能量摄入。建议男性能量摄入2400～2700千卡/天、女性2100～2300千卡/天。

2. 保证每天摄入优质蛋白质，如蛋类、奶类、畜禽肉类、鱼虾类、大豆类等。

3. 饮食宜清淡，忌油腻，可用天然香料等进行调味以增加医护人员的食欲。

4. 多吃富含 B 族维生素、维生素 C、矿物质和膳食纤维等的食物，合理搭配米面、蔬菜、水果等，多选择油菜、菠菜、芹菜、紫甘蓝、胡萝卜、西红柿及橙橘类、苹果、猕猴桃等深色蔬果，菇类、木耳、海带等菌藻类食物。

5. 尽可能每日饮水量达到 1500 ～ 2000 毫升。

6. 工作忙碌、普通膳食摄入不足时，可补充性使用肠内营养制剂（特殊医学用途配方食品）和奶粉、营养素补充剂，每日额外口服营养补充能量 400 ～ 600 千卡，保证营养需求。

7. 采用分餐制就餐，同时避免相互混合用餐，降低就餐过程的感染风险。

8. 医院分管领导、营养科、膳食管理科等，应因地制宜、及时根据一线工作人员身体状况，合理设计膳食，做好营养保障。

三、一般人群防控用营养膳食指导

1. 食物多样，谷类为主。每天的膳食应有谷薯类、蔬菜水果类、畜禽鱼蛋奶类、大豆坚果类等食物，注意选择全谷类、杂豆类和薯类。

2. 多吃蔬果、奶类、大豆。做到餐餐有蔬菜，天天吃水果。多选深色蔬果，不以果汁代替鲜果。吃各种各样的奶及其制品，特别是酸奶，相当于每天液态奶 300 克。经常吃豆制品，适量吃坚果。

3. 适量吃鱼、禽、蛋、瘦肉。鱼、禽、蛋和瘦肉摄入要适量，少吃肥肉、烟熏和腌制肉制品。坚决杜绝食用野生动物。

4. 少盐少油，控糖限酒。清淡饮食，少吃高盐和油炸食品。足量饮水，成年人每天 7 ～ 8 杯（1500 ～ 1700 毫升），提倡饮用白开水和茶水；不喝或少喝含糖饮料。成人如饮酒，男性一天饮用酒的酒精量不超过 25 克，女性不超过 15 克。

5. 吃动平衡，健康体重。在家也要天天运动、保持健康体重。食不过量，不暴饮暴食，控制总能量摄入，保持能量平衡。减少久坐时间，每小时起来动一动。

6. 杜绝浪费，兴新食尚。珍惜食物，按需备餐，提倡分餐和使用公筷、公勺。选择新鲜、安全的食物和适宜的烹调方式。食物制备生熟分开、熟食二次加热要热透。学会阅读食品标签，合理选择食品。

新冠肺炎防治膳食指导（问答）

来源：卫健委食品安全标准与监测评估司

1. 新冠肺炎疫情期间，一般健康人群居家饮食的基本原则是什么？

由中国营养学会编著、国家卫生健康委 2016 年发布的《中国居民膳食指南》是日常我们居家饮食的基本原则。膳食指南针对 2 岁以上的所有健康人群提出六条核心推荐，目标就是合理膳食、营养平衡。按照此原则，能最大程度保证一般健康人群营养需要和健康。良好的营养状况是维持人体功能和健康的物质基础，也是保障人体免疫系统正常工作的基础，对提高机体免疫力、降低疾病风险有重要的保障作用。（中国营养学会）

2. 新冠肺炎疫情期间，一般健康人群应如何安排一日三餐？

简单地说就是遵照膳食平衡的原则。膳食平衡目标即是最大程度的满足人体营养和生理功能的需要。一是食物多样、谷物为主，保证能量供应；二是多摄入蔬菜水果、奶类和豆类，尽量多吃深色蔬菜，提高微量营养素和植物化合物的摄入；三是适量鱼肉蛋奶，确保优质蛋白质类食物的摄入，不吃野味；四是少油盐糖，不抽烟喝酒，减少炎症发生；五是吃动平衡，健康体重，在家里也要有至少半小时的活动；六是杜绝浪费，兴新食尚，主要提示大家食物购买、家庭厨房卫生和饮食安全方面应该注意。膳食营养是提高人体免疫力的重要措施，尤其是现阶段要特别注意。（中国营养学会）

3. 特殊时期如何避免出现食品安全问题？

良好的营养一定是以食品安全为保证。新冠病毒接触也可传染，特殊时期更要注意食品卫生，减少食源性疾病的发生可能。一是要严格做好生熟分开，处理生、熟食物之间和之后必须洗手；二是坚决不吃野味，不接触活禽畜；三是食物要完全煮熟煮透，特别是肉、禽、蛋和水产品类等微生物污染风险较高的食物。另外，酱卤肉等即食食品尽量一顿吃完，吃不完的必须热透再吃；四是避免食用平时很少食用的食品或没食用过的食品，避免过敏；少做凉拌菜，不吃过期、变质的食物。五是家庭也可实施分餐制，

养成使用公勺公筷好习惯。（中国营养学会）

4. 在家闭门不出，如何适量身体活动？

疫情期间适量身体活动也是非常必要的。疫情防控要求尽量不外出聚会、聚餐或到人群较多的地方活动；但如果每天要保证有一定量的活动：一是可在家里做一些简易的活动，时间不少于30分钟；二是在非疫区空旷人少或通风良好的户外，也可进行一些户外身体活动，如慢跑、快走、体操等，同时可获得一定日光暴露的机会及时间。对帮助食物胃肠消化吸收、调节机体代谢、免疫功能，甚至促进心理健康都可能具有积极影响。（中国营养学会）

5. 抗击新冠肺炎的一线工作者非常辛苦，压力大，膳食营养如何保障？

一线工作者工作量大、压力大，处于应激状态，更需要营养膳食和能量的充足。看到一些文件发布已经给予重视。建议医院分管领导、营养科、膳食管理科等积极负责，因地制宜、做好膳食管理和保障。能量和营养充足、膳食平衡仍然是一线工作者的膳食基本原则，需要更加合理设计膳食食谱，做好营养保障。如有工作忙或膳食不足，可适当补充全营养素补充剂，或者奶粉、特医等食品。每天额外口服营养以补充能量400～600kcal，保证充足的营养需求。（中国营养学会）

6. 轻症和康复期的患者应如何安排一日三餐？

居家抗疫的特殊阶段，特别要关注：一是保证能量充足，确保优质蛋白质类食物的摄入，如瘦肉、蛋、大豆、奶、鱼、虾等。轻微症状也会使基础代谢提高，能量充足、蛋白质充足是提高免疫能力的基础。二是增加新鲜蔬菜水果的摄入，尽量多吃深色蔬菜。三是适当增加富含单不饱和脂肪酸等茶油、橄榄油、菜籽油的摄入，这些都对炎症康复有好处。四是保证充足饮水量，水是营养素运输的载体和保持内环境稳定所必需，也有呼吸器官润滑作用。白开水或淡茶水，菜汤、鱼汤、鸡汤等是不错选择。五是保持适量身体活动，三餐吃好，规律作息，保证睡眠。最后一点很重要，如有进食不足，可考虑选用营养素补充剂、营养强化食品、奶粉等为补充。（中国营养学会）

7. 住院的重症型患者，应如何安排营养支持，以帮助患者提高免疫力？

很多研究证明营养支持和治疗对危重症患者的治愈非常重要。根据患者的机体总体情况、出入量、肝肾功能以及糖脂代谢情况等，建议请营养医师或临床营养师在营养诊断的基础上，采用序贯营养支持的原则制定个体化营养方案。如能进食，根据重症型患者的实际情况，考虑少量多餐，每天 6 ～ 7 次利于吞咽和消化的流质食物，以蛋、大豆及其制品、奶及其制品、果汁、蔬菜汁、米粉等食材为主，注意优先补充足量的优质蛋白质食物。病情逐渐缓解的过程中，可摄入半流质状态、易于咀嚼和消化的食物，随病情好转逐步向普通膳食过渡。如单纯依靠食物未能达到营养需求，可在医生或者临床营养师指导下，规范使用肠内营养制剂（特殊医学用途配方食品）。（中国营养学会、中华医学会肠外肠内营养学分会、中国医师协会）

8. 很多重症患者已无法正常经口饮食，此时应如何安排营养治疗？

对于已经无法正常经口进食的危重症型患者，可放置鼻胃管或鼻空肠管，应用重力滴注或肠内营养输注泵泵入营养液。一般经口营养无法开展时，首选肠内营养，它的使用需考虑通路建立以及消化道功能酌情制定方案。若短时间内不能达标，则应及时开展全肠外营养或补充性肠外营养。在早期阶段给予推荐营养需要量的 60% ～ 80%，病情减轻后再逐步补充能量及营养素，直至达到营养目标。营养治疗过程中应严格监测血糖、出入量、肝肾功能及电解质变化，并依此即时调整营养治疗方案。（中国营养学会、中华医学会肠外肠内营养学分会、中国医师协会）

9. 新冠肺炎疫情期间，糖尿病患者营养膳食有哪些注意原则？

糖尿病患者，尤其是血糖不稳定患者本身免疫力低下，容易并发感染性疾病。糖尿病患者要做到吃动平衡，保持血糖稳定。若目前居家活动比平时活动量明显减少，建议每餐可比平时酌情减少主食量 5% ～ 10%（每餐少吃 2 ～ 3 口主食）。可适当增加优质蛋白质的摄入，减少肥肉和加工肉制品的摄入。增加蔬菜摄入量可以降低混合膳食的血糖指数。建议每日饮水 1500 ～ 1700 毫升，提倡饮用白开水、茶水和咖啡。注重自我管理，定期监测血糖。（中国营养学会）

10. 本次疫情的危重症患者中老年人居多，死亡率高，特殊阶段，老年人应如何安排膳食？

老年人免疫功能减弱，慢病、共病等基础性疾病的患病率高，是传染病的易感人群和高危易发人群。增加营养，食养食补是保证老年人健康、增强免疫力、减少感染风险、促进康复的基础。首先仍然是要平衡膳食，荤素搭配、粗细搭配，餐餐有蔬菜，天天吃水果；保证充足蛋白质摄入；增加全谷物（燕麦、小米等）、薯类、菌菇、酸奶等食物；主动少量多次喝水；食物细软，易于咀嚼和消化。高龄和体弱消瘦的老年人，要在三餐基础上增加 2 ～ 3 次加餐，可选用牛奶、鸡蛋、面包、糕点、水果等。营养不良的老年人，在医生和临床营养师指导下，合理补充营养，包括维生素和矿物质、蛋白粉、肠内营养制剂 / 特殊医学用途配方食品。（中国营养学会）

新冠肺炎药膳食疗调治方案

谭兴贵

湖南省药膳食疗研究会

一、急性发病期

1. 风寒袭肺

主证：咳嗽声重，气急，咳痰稀薄色白，常伴鼻塞、流清涕、头痛、肢体酸楚、恶寒发热、无汗，舌苔薄白，脉浮或浮紧。

治法：疏风散寒，宣肺止咳。

药膳方：

1.1 杏苏姜糖饮

配方：杏仁 10g，紫苏叶 12g，生姜 6g，清半夏 10g，橘皮 10g，红糖 20g。

制作：先将诸药水煎两次，合并煎液约 300mL，加入红糖熬化即成。

用法：当饮料饮用，每日1剂，分多次饮完。

1.2 麻杏粥

配方：麻黄6g，杏仁10g，甘草3g，大枣10g，粳米50g。

制作：将前三味水煎2次，取煎液150mL；大枣与粳米煮粥，粥将熟时加入药液，煮至粥熟即成。

用法：1剂分2次吃，吃后宜盖被而卧，微出汗即可。汗出，病情缓解即停用，不可过剂，严防大汗亡阳。

1.3 防风杏仁粥

配方：防风12g，杏仁10g，葱白2茎，粳米50g。

制作：先将防风、杏仁水煎，去渣，取药液；用粳米煮粥，待粥将熟时加入药液、葱茎，煮至粥熟即成。

用法：趁热食之。

功效：疏风散寒，止咳宣肺，适宜于风寒袭肺之咳嗽。

1.4 紫苏粥

配方：紫苏叶10g，粳米50g，生姜3片，大枣3枚。

制作：先用粳米煮粥，临粥煮熟时加入紫苏叶、生姜、大枣。

用法：趁热分服。

功效：祛风散寒，理气宽中，治疗风寒表证引起的咳嗽。紫苏叶有解表散寒之力，又有理气宽中之效。生姜、大枣调和荣卫，粳米甘平健脾益胃。诸药合用，解表散寒，健脾益胃，理气止咳。

1.5 三子养亲茶（《韩氏医通》）

配方：紫苏子、白芥子、莱菔子各6g。

制作：上物微炒，击碎，绢袋或纱布袋盛之。

用法：每日一剂，水煎取汁，或沸水冲泡，代茶温饮，连饮 3 天以上。

2. 风温犯肺

主证：发热恶寒，咳嗽，气急，头昏头痛，全身不适，舌红，苔黄，脉浮数。

治法：疏风清热，宣肺止咳。

药膳方：

2.1 银鱼冰糖汤

配方：金银花 15g，鱼腥草 30g，薄荷 10g，杏仁 12g，冰糖 20g。

制作：将诸药水煎 2 次，薄荷每次均后下，去渣，取药液合并，加入冰糖溶化即成。

用法：每日 1 ～ 2 剂，分多次当饮料饮用，连饮 5 天以上。

2.2 桑麻蜜饮

配方：桑白皮 15g，麻黄 6g，杏仁 10g，大青叶 30g，蜂蜜 30g。

制作：将诸药水煎 2 次，去渣，合并滤液，调入蜂蜜即成。

用法：1 日 1 剂，分 3 次饮用。汗出热退即止服。

2.3 夏青粥

配方：夏枯草 30g，大青叶 30g，粳米 50g。

制作：先水煎夏枯草、大青叶，去渣取药液入粳米煮成粥。

用法：早、晚代餐食用。

功效：清热解毒，适宜于肺炎初、中期热毒较盛者。

3. 痰湿蕴肺

主证：咳嗽，咳声重浊，咯痰量多，痰或稀或黏，色白或灰白，胸闷脘胀，胃纳不振，神疲乏力，大便时溏，舌苔白腻，脉濡滑。

治法：健脾利湿，化痰止咳。

药膳方：

3.1 茯苓粉粥

配方：茯苓粉 30g，粳米 30g，大枣（去核）7 枚。

制作：先将米淘净，放锅中煮数沸后，放入红枣，煮至粥成时放入茯苓粉。

用法：搅和均匀，随时服用。

功效：健脾渗湿，化痰和中。

3.2 薏米杏仁粥

配方：薏苡仁 50g，杏仁（去皮尖）10g。

制作：薏苡仁洗净，入锅加水煮至半熟，放入杏仁煮成粥。

用法：粥成可加入少许白糖，以矫其味。

功效：健脾祛湿，化痰止咳。

3.3 清半夏山药粥

配方：怀山药 30g，清半夏 30g。

制作：先煮清半夏去渣取汁一大碗，再将研成细末的山药，放入汁内煮数沸，煮成糊状即可。

用法：分三天早、晚温服。

功效：燥湿化痰，降胃止呕。

4. 痰热壅肺

主证：高热，只发热不恶寒，咳嗽，气喘咳吐黄稠痰，或痰呈铁锈色，或痰中带血，胸痛，口渴，便秘，舌红苔黄腻，脉滑数。

治法：清热解毒，化痰平喘。

药膳方：

4.1 麻鱼西瓜饮

配方：麻黄 9g，杏仁 12g，鱼腥草 30g，夏枯草 30g，大青叶 30g，西瓜汁 200g，冰糖 30g。

制作：将诸药水煎 2 次，去渣，合并滤液，加入西瓜汁、冰糖，即可饮用。

用法：每日 1 ～ 2 剂，当饮料频频饮用，连饮 1 周左右。小儿用量酌减。

4.2 清热止咳饮

配方：霜桑叶、菊花、炙枇杷叶（ 包 ）各 6g，酒黄芩 3g，鲜芦根 10g（ 干品减半 ），陈皮 3g，焦枳壳 4.5g。

制作：上物共制粗末。

用法：每日 1 剂，水煎取汁，或沸水冲泡，代茶温饮，连饮 3 天以上。

4.3 瓜蒌饼

配方：瓜蒌瓤（去籽）250g，白糖 100g，发酵面粉 100g。

制作：瓜蒌瓤用白糖拌匀为馅，分成 16 份，用碱将发面调好，包成 16 个包子或饼，蒸熟或烙熟。

用法：每日早晚空腹食用 1 个。

功效：清肺化痰，宽中润肠。

4.4 雪羹汤

配方：海蜇（或海蜇皮）30g，荸荠60g。

制作：加水适量同煮，数沸之后即成。

用法：食荸荠并饮汤。

功效：清热化痰，化积消痞。

4.5 石膏粥

配方：生石膏60g，粳米50g。

制作：以2000mL水煮石膏，煎成1000mL，取汁去渣，将淘净之米入汁煮粥。

用法：粥成即可食用，分2次温服。

功效：清热泻火，止咳定喘。

5. 正虚欲脱

主证：身热骤降，冷汗淋漓，面色苍白，四肢厥冷，神志模糊，舌质紫黯，脉微欲绝。

治法：益气固脱，回阳救逆。

药膳方：

5.1 参麦莲心汤

配方：生晒参或西洋参6g，麦冬20g，五味子15g，莲子心6g，蜂蜜30g。

制作：先煎诸药2次，去渣，取药汁，调入蜂蜜即成。

用法：每日1～2剂，频频饮用或灌服。本方亦宜在西医抢救的基础上作为辅助疗法。

5.2 参麦萸肉饮

配方：西洋参6g，麦冬15g，五味子10g，山茱萸20g，冰糖50g。

制作：将诸药水煎2次，去渣，取滤液合并，加冰糖溶化即成。

用法：每日 1 ～ 2 剂，频饮或鼻饲。

二、临床缓解期

1. 肺脾气虚

主证：轻度咳嗽、气短，神疲肢倦，动则汗出，纳呆食少，舌淡苔白润，脉缓无力。

治法：补肺健脾。

药膳方：

1.1 八仙白云糕

配方：薏苡仁、山药、莲子、茯苓、芡实各 120g，陈皮 60g，白术 60g，砂仁 30g，白米粉 200g，糯米粉 150g。

制作：将上药、食共为细末，与两米粉拌和，再加白砂糖 100g 拌匀后上笼蒸熟，用模具压成糕即成。

用法：代早点食用或作加餐之点心吃，连吃半年以上。

1.2 富贵饼

配方：白术 500g，石菖蒲 500g，山药 2000g，麦面粉、白糖适量。

制作：白术、石菖蒲用米泔水浸，刮去黑皮，切成片，同煮，去苦水，晒干，与山药共为细末，和麦面粉、白糖适量，做成饼蒸熟后烘干即成。

用法：早餐或加餐当早点或点心食用，每次吃 50 ～ 100g，连吃半年以上。

1.3 人参红糖汤

配方：生晒参 6g，橘皮 10g，紫苏子 10g，红砂糖 50g。

制作：先水煎中药 3 次，去渣，取药液，再加红砂糖熬化即成。

用法：每日 1 剂，晨起代早餐食用。连吃 2 个月以上，至气虚症状消失为止。

1.4 珠玉二宝粥

配方：山药 60g，薏苡仁 60g，柿霜饼 24g。

制作：先将山药打碎，与薏苡仁煮成粥，再加入柿霜饼煮 15 分钟即成。

用法：每日 1 剂，代餐食用。

1.5 黄芪粥

配方：黄芪 20g，粳米 50g。

制作：黄芪加水 500mL，煮至 200mL，去渣，入淘净粳米煮至粥成。

用法：温热顿服。

功效：补益肺气。

1.6 补虚正气粥

配方：黄芪 30 ～ 60g，潞党参 15 ～ 30g，白糖 20g，粳米 100g。

制作：将黄芪、党参水煎 2 次，去渣，取药液，与粳米其煮成粥，调入白糖即成。

用法：每日晨代早餐食用。

功效：补肺益脾，适宜于肺脾两虚的肺心病患者常吃，尤宜于肺心病常反复感冒者。

2. 肺肾阴伤

主证：干咳少痰，痰黏难出，咯血鲜红，血多痰少，五心烦热，盗汗，舌红少苔，脉细数。

治法：滋养肺肾，凉血止血。

药膳方：

2.1 麦门冬粥

配方：麦冬30g，粳米50g。

制作：先将麦门冬捣烂煮汁，去渣，用汁煮米至粥成。

用法：晨起作早餐食用。

功效：润肺养阴，益胃生津。

2.2 生地双耳汤

配方：生地黄100g，银耳10g，黑木耳10g，冰糖30g。

制作：先将生地黄加水熬取浓汁（去渣）；银耳、黑木耳温水发软后，加水与冰糖煨至烂熟，加生地黄汁煮沸后冷却即成。

用法：每日1剂，分3次饮用。连饮半月以上。

2.3 百合阿胶粥

配方：百合30g，生地黄30g，沙参20g，墨旱莲30g，阿胶10g，糯米50g，冰糖30g。

制作：先将生地黄、沙参、墨旱莲水煎2次，去渣取药液；百合撕成瓣，与药液、糯米煮成粥，放入冰糖溶化。阿胶另烊化，临吃时倒入粥中搅匀即成。

用法：每日早、晚各1剂，代餐食用，连吃半月以上。

2.4 秋梨川贝膏

配方：雪花梨1000g，款冬花、百合、麦冬、川贝母各30g，冰糖50g，蜂蜜200g。

制作：将诸药切碎，加水煎取浓汁，去渣，将梨、冰糖、蜂蜜兑入，文火煎成膏。

用法：每次食膏15g，日2次，温开水冲服。

功效：润肺养阴，止咳化痰。

3. 气阴两亏

主证：低热不退，干咳少痰，口咽干燥，自汗，神疲，气短，手足心热，或手指蠕动，唇焦，舌干红少津，脉虚数。

治法：滋肺胃，养肾阴。

药膳方：

3.1 玉参冰糖饮

配方：玉竹 20g，沙参 30g，麦冬 20g，乌梅 2 枚，冰糖 20g。

制作：将诸药水煎 2 次，去渣，取药液，加入冰糖溶化即成。

用法：每日 1 ～ 2 剂，当饮料饮用，连饮 1 周左右。

3.2 三甲蛋花汤

配方：鳖甲、牡蛎壳、龟甲各 15g，生地黄 30g，枸杞子 20g，鸡蛋 1 枚。

制作：先水煎三甲 1 小时以上，去渣取液；三甲液与生地黄同煎，再去渣取液，加入枸杞子，煮沸后，打入鸡蛋，冲成蛋花汤即成。吃枸杞子喝汤。

用法：每日 1 剂，分 2 次吃完，连吃 1 周以上。

3.3 四仙膏

配方：生晒参 30g，蜂蜜 120g，牛乳 200g，梨汁 300g。

制作：先水煎人参 2 次，合并药液，去渣，加入牛乳、梨汁，加热浓缩，炼蜜收膏。

用法：每次 20mL，每日 3 次，白开水冲服。

功效：气阴双补，适宜于肺炎后期气阴两虚之神疲、自汗、干咳、短气等症。

3.4 川贝雪梨猪肺汤

配方：川贝母 10g，雪梨两个，猪肺 250g，冰糖少许。

制作：将雪梨去皮，核切片，猪肺洗净切块，加清水适量煮沸后，去血沫，纳入川贝母、雪梨，同炖至猪肺烂熟后，调入冰糖，溶化即可服食。

用法：每日 1 剂，频饮。

三、病后康复期

1. 肺虚邪恋

主证：咳嗽气短，神疲食少，自汗恶风或低热不退，痰多清稀，舌淡苔白，脉弱。

治法：补肺祛邪。

药膳方：

1.1 黄芪橘蜜饮

配方：黄芪 20g，橘皮 12g，防风 10g，紫菀 128g，清半夏 10g，生姜 9g，蜂蜜 30g。

制作：将诸药及生姜水煎 2 次，去渣，取滤液合并，调入炼蜜即成。

用法：每日 1 剂，分 3 次饮用。视余邪和痰的多少，配药可以加减。

1.2 五味姜糖饮

配方：五味子 10g，干姜 15g，细辛 6g，饴糖 30g。

制作：将前三味水煎两次，去渣，合并两次滤液加饴糖熬化即成。

用法：每日 1 剂，分 3 次饮用。痰少咳止喘平则停用。

2. 脾虚痰滞

主证：咳嗽痰多，痰白而稀，气短神疲，四肢困倦，食少腹胀，或有便溏，舌淡苔白滑，脉缓乏力。

治法：健脾化痰。

药膳方：

2.1 蜜饯柚肉

配方：柚子 1 个，蜂蜜适量。

制作：将柚子洗净，开水烫后，刀划八瓣（ 不切开），浸入蜂蜜中，瓶装密封待用。

用法：每次吃 1 瓣，连皮吃下，每日 3 次或多次。

2.2 玉糁羹

配方：白萝卜 150g，粳米 50g。

制作：将萝卜捣烂与粳米煮成稀粥如羹即成。

用法：早、晚代餐食用。

2.3 苏子粥

配方：紫苏子 15g，粳米 50g，红砂糖 20g。

制作：将紫苏子水煎，去渣取药汁，粳米煮成粥后下紫苏子汁、红糖调匀煮化即成。

用法：早、晚代餐食用。

功效：降气平喘，适宜于痰饮阻滞气道之咳喘。

3. 肾气亏虚

主证：平素气短，动则喘促，头昏耳鸣，腰膝酸软，舌淡苔白滑，或舌红少苔少津液，脉沉弱或沉细数。

治法：补肾纳气，平喘。

药膳方：

3.1 水晶桃

配方：核桃仁 500g，柿霜饼 500g。

制作：先将核桃仁用饭甑蒸熟，再与柿霜饼一同装入瓷器内共蒸熟，放凉后即成。

用法：每天早、晚各吃 50g，1 剂分数天吃完，连吃半年以上。

3.2 五味蛋

配方：五味子 125g，鲜鸡蛋 10 枚。

制作：将五味子煮汁成可淹浸 10 个鸡蛋之量，冷却后泡入鸡蛋，7 天后即成。

用法：每晨煮五味蛋食之，小孩 1 个，成人 2 个。连吃 3 剂以上。

3.3 参桃蛤蚧汤

配方：红参 5g，蛤蚧 1 只，核桃肉 10g。

制作：加水煮成汤。

用法：1 日分 2 ～ 3 次吃完。

功效：补肾纳气定喘。

3.4 人参胡桃粥

配方：红参 6g，胡桃肉 30g，粳米 50g。

制作：将人参切片先用温开水泡 2 小时左右；胡桃取净肉，人参连同浸泡的水与粳米同煮成粥。

用法：早、晚各吃 1 剂，代餐长期食用。

3.5 山萸肉粥

配方：山茱萸 20g，怀山药 30g，粳米 50g。

制作：将山茱萸煎取浓汁；山药打成粉，与粳米煮粥，待粥将熟时加山茱萸药汁，煮粥熟即成。

用法：早、晚代餐食用。

3.6 定嗽定喘饮

配方：山药 50g，甘蔗汁 30mL，石榴汁 20mL，生鸡子黄 4 个。

制作：山药先以水煎成一大碗，再将两汁及生鸡子黄调入。

用法：分 2 ～ 3 次温饮，连饮 5 天以上。

【出处】谭兴贵．新冠肺炎药膳食疗调治方案 [J]. 医学食疗与健康，2020，18（03）：219-222.